JN081553

看護の現場ですぐに役立つ

眼科看護のキホン

患者さんを安心させるケアの知識が身に付く！

上田 浩平／大坪 陽子 著 雑賀 智也 編著

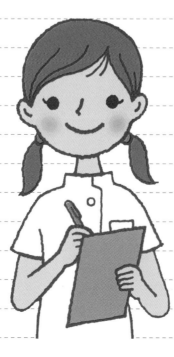

秀和システム

はじめに

　本書は、「ナースのためのスキルアップノート　看護の現場ですぐに役立つ」シリーズ初の、眼科看護をテーマにした書籍です。

　眼科というのは、ややニッチな診療科です。他科の看護師さんにとって「眼科看護師はどのような仕事をしているのだろう？」と、仕事内容をイメージするのは難しいかもしれません。

　残念ながら、看護師の養成課程において、眼科に割かれる時間は多くはありません。そのため、眼科病棟で勤務を始める看護師さんの中には、眼科の基礎知識が乏しい方も少なくありません。そして、基礎知識が乏しい状態で、OJTで業務を学んでいくしかないのです。馴染みのない眼科特有の医療用語や検査機器が数多くあり、これらを一から覚える必要があるので、本当に大変です。

　そこで、これから眼科で働く看護師さんが、眼科診療の全体像を体系的に学べるようにと考えて、本書を企画しました。基礎知識として眼科診療の全体像を知っていれば、学習効率は格段に上がるでしょう。もちろん、すでに眼科で働いている看護師さんにも役立つ本、眼科に興味を持っている他科の看護師さんにとっても楽しめる本を目指しました。

　眼科では、目のつらい症状がとれる、見えにくかった世界が明瞭に見えるようになる、といった体験を患者さんと共有する機会もたくさんあります。本書により、眼科診療の面白さ、奥深さを感じていただき、日々の看護に役立てていただけますと幸いです。

著者を代表して　上田浩平

看護の現場ですぐに役立つ
眼科看護のキホン

contents

はじめに …………………………………… 2

本書の特長 ………………………………… 6

本書の使い方 ……………………………… 7

この本の登場人物 ………………………… 8

chapter
1 眼科カルテの例と読み方

眼科カルテの記載例 ……………………………………………………… 10

眼科特有の用語と略語 …………………………………………………… 17

 Nurse Note 眼科のカルテの基本原則と特に気を付けたい記述 …………………… 19

 column 眼科医師が書く様々な書類 ……………………………………… 20

chapter
2 眼（眼球）の解剖と機能

眼の構造 …………………………………………………………………… 22

眼の機能 …………………………………………………………………… 28

 column コンタクトレンズ …………………………………………… 34

chapter 3 症状

眼瞼腫脹‥‥‥‥‥‥‥‥‥‥‥‥‥‥‥‥‥‥‥‥‥‥‥‥‥‥‥ 36

充血・眼脂‥‥‥‥‥‥‥‥‥‥‥‥‥‥‥‥‥‥‥‥‥‥‥‥‥‥ 38

痒み・異物感・流涙・痛み‥‥‥‥‥‥‥‥‥‥‥‥‥‥‥‥ 40

様々な「見えにくさ」‥‥‥‥‥‥‥‥‥‥‥‥‥‥‥‥‥‥‥ 41

chapter 4 検査

視力検査・視野検査‥‥‥‥‥‥‥‥‥‥‥‥‥‥‥‥‥‥‥ 46

  Nurse Note　オートレフケラトメータは屈折力を測定する機械‥‥‥‥‥ 48

  column　小児の近視抑制について‥‥‥‥‥‥‥‥‥‥‥ 60

  column　小児の視能矯正‥‥‥‥‥‥‥‥‥‥‥‥‥‥‥‥ 61

  column　レーシック (LASIK) とICL (眼内コンタクトレンズ)‥‥‥‥‥‥ 62

chapter 5 眼科疾患とその治療

麦粒腫・霰粒腫‥‥‥‥‥‥‥‥‥‥‥‥‥‥‥‥‥‥‥‥‥ 64

アデノウイルス結膜炎‥‥‥‥‥‥‥‥‥‥‥‥‥‥‥‥‥‥ 66

  Nurse Note　家庭での感染拡大予防が大切‥‥‥‥‥‥‥‥ 69

アレルギー性結膜疾患‥‥‥‥‥‥‥‥‥‥‥‥‥‥‥‥‥‥ 70

  column　眼科の器械‥‥‥‥‥‥‥‥‥‥‥‥‥‥‥‥‥‥ 71

ドライアイ‥‥‥‥‥‥‥‥‥‥‥‥‥‥‥‥‥‥‥‥‥‥‥‥ 73

緑内障‥‥‥‥‥‥‥‥‥‥‥‥‥‥‥‥‥‥‥‥‥‥‥‥‥‥ 77

  Nurse Note　急激な眼圧上昇のサインを覚える‥‥‥‥‥‥ 84

  column　緑内障に関連の深い薬剤‥‥‥‥‥‥‥‥‥‥‥ 84

糖尿病網膜症 …………………………………………………………………… 85

加齢黄斑変性 …………………………………………………………………… 91

裂孔原性網膜剥離 ……………………………………………………………… 95

白内障 …………………………………………………………………………… 98

   column　眼内レンズを用いた白内障の手術とその費用 ………………… 103

   column　選定療養とは？ …………………………………………………… 103

ぶどう膜炎 ……………………………………………………………………… 104

chapter 6 眼科ケアの基礎知識

温罨法＆リッドハイジーン、冷罨法 ………………………………………… 108

点眼薬・点入薬（眼軟膏）の使い方 ………………………………………… 111

   Nurse Note　「患者さんができること」を話し合うことが大事 …………… 117

眼帯 ……………………………………………………………………………… 118

ロービジョンケア ……………………………………………………………… 120

ロービジョン患者の誘導 ……………………………………………………… 122

眼内異物 ………………………………………………………………………… 123

視能訓練士を知ろう …………………………………………………………… 125

索引 ……………………………………………………………………………… 126

参考文献 ………………………………………………………………………… 133

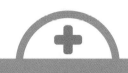

本書の特長

本書では、眼科ケアに関わるナースだけでなく、非専門のナースにとっても重要なポイントを、わかりやすく体系的に学べるように整理しました。

役立つ
ポイント1　**眼科の基礎知識が得られる！**

眼の解剖生理、疾患、治療といった眼科の基礎知識を体系的に学べます。

役立つ
ポイント2　**実践ですぐに使える！**

医師や先輩ナースからの具体的なアドバイスは、実践ですぐに役立つ知識になります。

役立つ
ポイント3　**イラストや図から具体的なイメージをつかめる！**

視覚的にわかりやすくするため、イラストや図をふんだんに使いました。

役立つ
ポイント4　**読みたいところから読める！**

参照ページを丁寧に示しているので、関連する項目もあわせて確認できます。

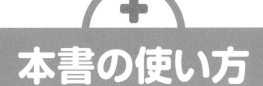

本書の使い方

　本書は6つのchapterで構成されています。

　参照ページを「➡p.○○」という形で細かく示しているので、どのchapterから読んでも関連する項目にたどり着けるようになっています。

　また本書では、学生や初学者でも読みやすいよう、基本的な事柄を体系的に学べるよう心がけて執筆しました。より深く勉強したいと思った方は、巻末で紹介している参考文献にぜひチャレンジしてみてください。

chapter 1　眼科カルテの例と読み方

　イントロダクションとして、眼科特有のカルテの記載例や読み方、解釈の仕方を学びます。

chapter 2　眼（眼球）の解剖と機能

　眼の基本的な構造と機能を学びます。

chapter 3　症状

　眼科で取り扱う主な症状を学びます。

chapter 4　検査

　眼科で取り扱う検査を学びます。

chapter 5　眼科疾患とその治療

　眼科でよくみられる疾患について、それぞれ基本的な知識を学びます。

chapter 6　眼科ケアの基礎知識

　眼科で特に重要な、投薬や看護ケアのポイントを学びます。

この本の登場人物

本書の内容をより深く理解していただくために、
医師、ベテランナース、先輩ナースから新人ナースへ、アドバイスやポイントの説明をしています。

新人
ナース

看護師歴1年。看護の関わり方、ケアに
ついて勉強しています。
医師や先輩たちのアドバイスを受けて早
く一人前のナースになることを目指して
います。

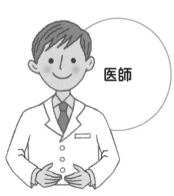

医師

病院の勤務歴8年。的確な判断と処
置には定評があります。

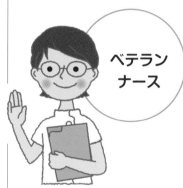

ベテラン
ナース

看護師歴10年。やさしさの中にも厳
しい指導を信念としています。

先輩
ナース

看護師歴5年。身近な先輩であり、新
人ナースの指導役でもあります。

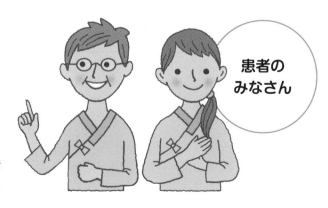

患者の
みなさん

患者さんからも、ナースへの気持ちなどを
語っていただきます。

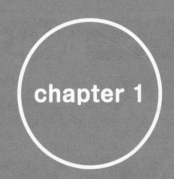

chapter 1

眼科カルテの例と読み方

・・

眼科のカルテの記載例から、略語や言い回し、
カルテの解釈について学びましょう。

眼科カルテの記載例

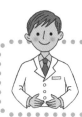

眼科にはたくさんの略語があり、カルテは一見するととても難解です。書き方はある程度決まっているので、慣れることが大切です。

✚ 眼科カルテを読む

眼科カルテの読み方がわかると、治療方針に沿ったケアを考えるのに役立ちます。実際のカルテ記載例から読み解いていきましょう。

▼カルテ記載例

日付	患者の話	概要
X月X日	S)	
	半年くらい前から左眼がゆがんで見づらい。ごろごろしやすい。	
	O) ← 医師が観察したことなどの客観的な所見	
	Vd = 0.08 (1.0 × Sph -3.00D Cyl -1.50D Ax 35)	
	Vs = 0.1 (0.6p × Sph -3.00D Cyl -1.75D Ax 150)	
	Td = 14mmHg	
	Ts = 14mmHg (NCT)	
	B) ミドリンP　10:25	

[Slit]

```
          R                BUT 4/4 sec              L
                    clear  cornea  clear
                    deep     AC    deep
                      —     cell     —
                      —    flare     —
                    cat E2          cat E2
```

[Fds]

```
                                    ※
                                   ERM+

         ○                      ○

              disc np/np              break-
       np
```

	A/P) 〔医師が考えたこと〕
	# L)特発性ERM
	# B)ドライアイ
	L)ERMは視力低下と歪視あり、OCTでも中心窩陥凹消失とEIFLsを伴っており、
	硝子体手術の適応あり。
	病状説明した。手術を早めに受けるかは家族とも相談して決めたいと。
	1か月後再診、そのときに手術希望なら専門施設に紹介する。
	ドライアイもあり、ヒアレイン処方する。
〔処方〕	Rp)
	ヒアレイン0.1% 2本　B)4x

このカルテの意味は以下のとおりです。

● S) 患者さんの話

患者さんは「半年くらい前から左眼がゆがんで見づらい。ごろごろしやすい」と話しました。

● O) 医師が観察したことなどの客観的な所見

視力・眼圧の読み方の詳細は次項で解説します。「B) ミドリンP 10:25」は、「検査用の散瞳薬であるミドリンPを、10時25分に両眼に点眼した」という記載です。

カルテに添付された図を見てみましょう。スリットランプ（細隙灯顕微鏡）での所見（Slit）は（➡ p.51）、「角膜（cornea）は両眼ともclear」つまり上皮障害や混濁はありません。「BUT 4/4 sec」という記載は、「涙液層破壊時間（**BUT**＊）は両眼とも4秒と短縮している」ことを示しています（正常10秒以上）。前房（AC：角膜と虹彩の間のスペース）は深く、cell（前房細胞）やflare（前房フレア）はありません。水晶体は、両眼とも「Emery-Little分類で核硬度2度の白内障あり」の所見です。

眼底所見（Fds）では、右眼に異常はありません（**np**＊）。左眼は黄斑部に黄斑前膜（**ERM**＊）あり、視神経乳頭（disc）は正常です。黄斑前膜は周辺部網膜の網膜裂孔（break）に伴って生じることがありますが、「break–」の記載より、網膜裂孔（➡ p.96）がないことが示されています。

● A/P) 医師が考えたこと

左眼の特発性黄斑前膜と両眼のドライアイの診断です。治療方針に関するアセスメントと治療計画が記載されています。処方（Rp）はヒアレイン0.1%点眼薬が2本、用法は両眼に1日4回点眼です。

> R (right) は右眼、L (left) は左眼、B (both) は両眼を示しています。

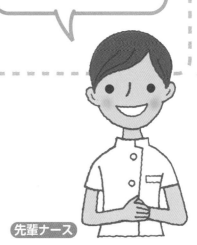

先輩ナース

＊ **BUT**　tear film Break-Up Timeの略。ドライアイ（➡ p.73）の検査の1つ。10秒間まばたきをしないで、目の表面の涙の状態をみる。まばたき直後にできた涙の膜がだんだん薄くなっていき、角膜が露出するまでの時間を測定したもの（➡ p.76）。破砕時間と呼ぶこともある。

＊ **np**　not particularの略。

＊ **ERM**　Epiretinal Membraneの略。加齢に伴って網膜の中心部分（黄斑）の前に薄い膜ができた状態。見えにくさを引き起こすことがある。

視力検査結果の見方：ケース①

　診察の前にはたいてい視力検査や眼圧検査が行われ、看護師さんはその結果を確認するでしょう。初診時などには、検査結果の用紙にオートレフケラトメータ（➡p.48）の結果も記載されます。まずは視力（**VA***）の検査結果の見方を確認しましょう。

▼視力検査結果の例：ケース①

> Vd = 0.08 (1.0 × Sph −3.00D Cyl −1.50D
> Ax 35)
> Vs = 0.1 (0.6p × Sph −3.00D Cyl −1.75D
> Ax 150)

●VdとVs

　Vd、Vsはラテン語に由来する略語で、Vd（visus dexter）は右眼視力、Vs（visus sinister）は左眼視力です。VdはRV、VsはLVと書くこともあります。このように、眼科では右をD、左をSと表記することがあり、例えば右眼は**Od***、左眼は**Os***、両眼は**Ou***と書いたりします。

　次に数字です。右眼の結果のうち、「0.08」が裸眼視力、「1.0」が矯正視力です。この矯正視力は手持ちの眼鏡やコンタクトレンズ（CL）によるものではなく、最良矯正視力（**BCVA***）であり、眼

科疾患を評価する上で一番大事な数字です。左眼の矯正視力「0.6p」のpはpartialの略で、この場合、「0.6の指標のすべてを正答することはできなかったが、半分は答えられた」という意味です。

●SphとCyl、Ax

　「Sph −3.00D」が球面レンズ（sphere）の度数です。Dはジオプター（diopter）で、レンズの度数の単位を示しています。大まかにいうと、球面度数が＋であれば遠視、0に近ければ正視、−であれば近視です（正確には球面レンズと円柱レンズを合わせた等価球面度数で判断します）。この例では−3なので（等価球面度数では−3.75）、中等度の近視であるといえます。

　「Cyl −1.50D」が円柱レンズ（cylinder）の度数です。この数字が大きいほど乱視が強いということになります。凸円柱レンズ（＋）と凹円柱レンズ（−）がありますが、凹円柱レンズを用いて視力を記載することが多いです。

　「Ax 35」は円柱レンズの軸（axis）になります。軸の方向には度数がついておらず、軸と直交する方向が最も度数が強くなります。乱視軸は0〜180°で表されます（0°と180°は同じことになります）。

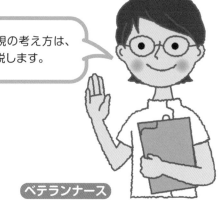

正視・近視・乱視の考え方は、p.31〜32で解説します。

ベテランナース

---

* VA 　　　Visual Acuityの略。
* Od 　　　Oculus dexterの略。
* Os 　　　Oculus sinisterの略。
* Ou 　　　Oculi uterqueの略。
* BCVA 　Best-Corrected Visual Acuityの略。

オートレフラクトメータ

オートレフラクトメータとは、赤外線を網膜に当てて、その反射光から屈折度数を計測する装置です（➡ p.48）。オートレフラクトメータでもSph、Cyl、Axの数値が表示されるので、初回検査時はオートレフラクトメータの結果をもとに視力検査に進むとスムーズです。

なお、角膜計の機能も備えたものを「オートレフケラトメータ」といいます。

▼オートレフケラトメータの結果例

[レフ値]

\<R>	SPH	CYL	Axis	\<L>	SPH	CYL	Axis
1	-3.50	-2.00	34	1	-3.25	-2.25	158
2	-3.50	-2.25	31	2	-3.50	-1.75	151
3	-3.50	-2.00	34	3	-3.25	-1.75	152
\<代表値>	\<-3.50	-2.00	34>		\<-3.50	-1.75	152>

[ケラト値]

\<R>	mm	D	deg	\<L>	mm	D	deg
R1	7.87	43.00	21	R1	7.90	42.75	167
R2	7.57	44.50	111	R2	7.61	44.25	77
AVG	7.72	43.75		AVG	7.76	43.50	
CYL		-1.50	21	CYL		-1.50	167

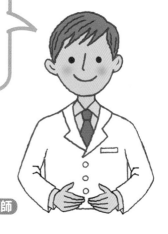

上段のレフ値において、SPHは球面レンズ度数を、CYLは円柱レンズ度数を、Axisは円柱レンズの軸を示しています。通常、左右眼それぞれに3回測定されて、その代表値が一番下に表示されています。下段のケラト値は角膜の形状をみたものです。

医師

視力検査結果の見方：ケース②

別の視力検査結果の例をみてみましょう。

▼視力検査結果の例：ケース②

Vd = 1.2 (n.c)
Vs = 1.2 (i.d × Sph +0.50D)

「n.c」は矯正不能(non-corrigible)の意味です。レンズを加えても見え方が改善しないことを意味します。「i.d」は「n.c」とは少し異なり、レンズを加えても裸眼視力と変わらないものの、自覚的に改善があることを示します。

視力が0.01未満の場合、指数弁 (**CF**＊または**n.d**＊)、手動弁 (**HM**＊または**m.m**＊)、光覚弁 (**LP**＊または**s.l**＊) で表現します。

指数弁は、被検者の眼前に提示した指の数を正答できる最長距離により視力を表すもので、「50cm/CF」「30cm/n.d」などと表記します。

指数弁を下回るのが手動弁で、被検者の眼前30cmで手を上下左右に動かし、動きの方向がわかった場合に「HM」「m.m」などと表記します。

さらに視力不良なのが光覚弁で、暗室において被検者の眼前で照明を点滅させ、明暗がわかるかどうかを確認します。光覚弁があれば「LP」「s.l」などと表記します。光覚弁でもわからない場合には、光覚なし (**NLP**＊) となり、s.l－などと表記されることもあります。

なお、持参の眼鏡のレンズの度を確認するためには、レンズメーターという機械を使用します。

眼圧検査結果の見方

次に眼圧 (**IOP**＊) の検査結果の見方を確認します。

眼圧もやはりラテン語由来の略語で表記され、右眼圧はTdまたは**TOD**＊、左眼圧はTsまたは**TOS**＊と書かれます。測定機器も併記され、非接触眼圧計なら**NCT**＊、Goldmann (ゴールドマン) 圧平眼圧計なら**GAT**＊やapplaなどと記載されます。

▼眼圧検査の結果例

Td = 16mmHg
Ts = 14mmHg (NCT)

＊ **CF**	Counting Finger の略。	＊ **NLP**	No Light Perception の略。
＊ **n.d**	numerus digitorum の略。	＊ **IOP**	IntraOcular Pressure の略。
＊ **HM**	Hand Motion の略。	＊ **TOD**	Tensio Oculi Dextri の略。
＊ **m.m**	motus manus の略。	＊ **TOS**	Tensio Oculi Sinistri の略。
＊ **LP**	Light Perception の略。	＊ **NCT**	Non-Contact Tonometer の略。
＊ **s.l**	sensus luminis の略。	＊ **GAT**	Goldmann Applanation Tonometer の略。

眼位に関する検査：APCT

眼位とは、左右の眼が向いている方向のことです。正常な眼位は、前方を見るときに両方の眼が同じ方向を向いています。片方の眼が何かで隠れたり、覆いが取り除かれたりしても、ひとみが動くことはありません。眼位に異常があると、両眼視機能（ものを立体的に捉える眼のはたらき）を十分に発揮できないことがあります。

眼位を調べる検査で代表的なのは、交代プリズムカバーテスト（**APCT**＊）です。APCTは、プリズムを使用した眼位の定量検査です。片目を隠して行います（遮蔽試験 **CT**＊）。

遠見（Far、F）、近見（Near、N）それぞれの検査距離で行われています。裸眼（sc）か矯正下（cc）かが記載されます。L-fixは固視眼についての記載で、状態によっては交代視可L>Rなどと書かれます。結果例①の「30△ XT」は水平偏位をプリズムで定量したもので、30度の外斜視があるという意味になります。「R/L 10△」は上下偏位の定量値です。

▼APCTの結果例①

APCT (cc)		
NEAR	30△ XT	R/L 10△
FAR	30△ XT	R/L 10△

▼APCTの結果例②

APCT (SC)		
F)	L-fix	14△ ET
N)	L-fix	6△ EP

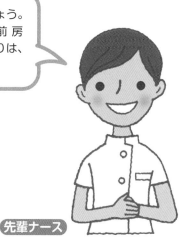

まずは基本的なところから覚えましょう。視力（Vd、Vs）、眼圧（Td、Ts）、前房（AC）、角膜（cor）、眼底（fds）あたりは、特にカルテでよく見かける略語です。

先輩ナース

＊ **APCT**　Alternative Prism Cover Testの略。
＊ **CT**　　　Cover Testの略。

眼位に関する検査：Hess複像検査

　Hess複像検査とは、眼球運動障害による左右の眼位のずれの方向や程度を調べる検査です。

▼Hess複像検査の結果例

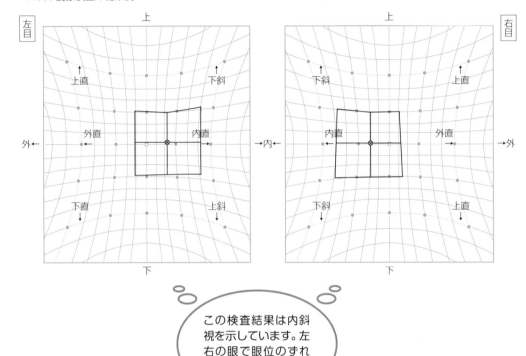

この検査結果は内斜視を示しています。左右の眼で眼位のずれがあります。

眼位・両眼視機能に関するその他の検査

　そのほかにも、眼位を調べる検査方法として次のようなものがあります。

- **Hirschberg法**…大まかな眼位の検査法
- **Krimsky法**…プリズムを用いて眼位を定量
- **カバーアンカバーテスト（CUT）**…遮蔽試験（cover test）の一種、眼位の定性検査
- **交代カバーテスト（ACT）**…遮蔽試験の一種、眼位の定性検査
- **大型弱視鏡（シノプトフォア、シノプト）**…眼位（自覚的斜視角）の定量、両眼視機能の測定
- **チトマス立体視テスト（Titmus stereo test）**…立体視検査

眼科特有の用語と略語

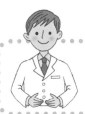

眼科に特有の用語や略語を理解できると、カルテをスムーズに読み下せるようになります。

用語・略語

対象疾患により記載される所見に違いがありますが、記載される頻度が高いと思われる用語や略語を下表に示します。頻用する用語は医師それぞれである程度決まっているので、わからないものは個別に確認するとよいでしょう。

▼カテゴリー別の用語・略語

カテゴリー	用語・略語
眼位・眼球運動関連	正位 (ortho：orthophoria)、内斜視 (ET：esotropia)、内斜位 (EP：esophoria)、外斜視 (XT：exotropia)、外斜位 (XP：exophoria)、間欠性外斜視 (X [T])
眼瞼 (lid、eyelid)	眼瞼下垂 (ptosis)、麦粒腫 (stye、hordeolum)、霰粒腫 (chalazion)、睫毛 (cilia、eyelash)、マイボーム腺機能不全 (MGD：Meibomian Gland Dysfunction)
結膜 (conjunctiva)	結膜炎 (conjunctivitis)、流行性結膜炎 (EKC：Epidemic KeratoConjunctivitis)、翼状片 (pterygium)、結膜下出血 (SCH：SubConjunctival Hemorrhage)、結膜浮腫 (chemosis)、眼脂 (discharge)、充血 (hyperemia、injection)、乳頭増殖 (papilla)、濾胞 (follicle)、濾過胞 (bleb、緑内障手術 [濾過手術] 後の所見)
角膜 (cornea)	円錐角膜 (KC：KeratoConus)、水疱性角膜症 (BK：Bullous Keratopathy)、帯状角膜変性 (BK：Band Keratopathy)、点状表層角膜症 (superficial punctate keratopathy)、浮腫 (edema)、びらん (erosion)、潰瘍 (ulcer)、欠損 (defect)、混濁 (opacity)、デスメ膜皺襞 (DF：Descemet's Fold)、涙液層破壊時間 (BUT：tear film Break-Up Time)
前房 (AC：Anterior Chamber)	前房深度 (deep/moderate/shallow)、van Herick法 (周辺部前房深度から隅角の広さを推定する方法)、細胞 (cell)、フレア (flare)、角膜後面沈着物 (KP：Keratic Precipitates)、前房蓄膿 (hypopyon)、前房出血 (hyphema)

カテゴリー		用語・略語
隅角 (angle)、虹彩 (iris)、瞳孔 (pupil)		隅角鏡検査 (gonioscopy)、Shaffer 分類 (0〜4度)・Scheie 分類 (0〜Ⅳ度) (隅角開大度の分類)、周辺虹彩前癒着 (peripheral anterior synechia)、結節 (nodule)、血管新生 (NV：NeoVascularization、rubeosis)、虹彩後癒着 (posterior synechia)、偽落屑 (PE：PseudoExfoliation)、相対的求心性瞳孔障害 (RAPD：Relative Afferent Pupillary Defect)
水晶体 (lens)		白内障 (cataract、cat)、Emery-Little 分類 (水晶体核硬度の分類、1〜5度)、核白内障 (NC：Nuclear Cataract)、皮質白内障 (CC：Cortical Cataract)、後嚢下白内障 (PSC：Posterior Subcapsular Cataract)、前嚢下白内障 (ASC：Anterior Subcapsular Cataract)、眼内レンズ (IOL：IntraOcular Lens)、後発白内障 (PCO：Posterior Capsule Opacification、after cat)
眼底 (fundus)		
	硝子体 (vitreum)	後部硝子体剥離 (PVD：Posterior Vitreous Detachment)、硝子体出血 (VH：Vitreous Hemorrhage)、硝子体混濁 (VO：Vitreous Opacities、OCV：Opacitas Corporis Vitrei)
	網膜 (retina)、脈絡膜 (choroid)	黄斑前膜 (ERM：EpiRetinal Membrane)、黄斑円孔 (MH：Macular Hole)、裂孔 (tear、break)、裂孔原性網膜剥離 (RRD：Rhegmatogenous Retinal Detachment)、変性 (degeneration、dege)、格子状変性 (lattice degeneration)、動脈 (artery)、静脈 (vein)、網膜静脈閉塞症 (RVO：Retinal Vein Occlusion)、網膜動脈閉塞症 (RAO：Retinal Artery Occlusion)、糖尿病網膜症なし (NDR：No Diabetic Retinopathy)、単純糖尿病網膜症 (SDR：Simple Diabetic Retinopathy)、増殖前糖尿病網膜症 (PPDR：Pre-Proliferative Diabetic Retinopathy)、増殖糖尿病網膜症 (PDR：Proliferative Diabetic Retinopathy)、毛細血管瘤 (MA：MicroAneurysm)、出血 (hemorrhage)、黄斑浮腫 (ME：Macular Edema)、硬性白斑 (HE：Hard Exudate)、軟性白斑 (SE：Soft Exudate)、新生血管 (NV：NeoVascularization)、網膜光凝固 (PC：PhotoCoagulation)、汎網膜光凝固 (PRP：Pan-Retinal Photocoagulation)、黄斑 (macula)、中心窩 (fovea)、網膜色素上皮 (RPE：Retinal Pigment Epithelium)、加齢黄斑変性 (AMD：Age-related Macular Degeneration)、中心性漿液性脈絡網膜症 (CSC：Central Serous Chorioretinopathy)、萎縮 (atrophy)、網脈絡膜萎縮 (CRA：ChorioRetinal Atrophy)、脈絡膜新生血管 (CNV：Choroidal NeoVascularization)

カテゴリー		用語・略語
	緑内障 (glaucoma、gla)、視神経乳頭 (disc、optic disc)	視神経乳頭陥凹 (cup、cupping)、C/D比 (cup-to-disc ratio、陥凹乳頭径比)、視神経乳頭出血 (DH：Disc Hemorrhage)、網膜神経線維層欠損 (NFLD：Nerve Fiber Layer Detect)
術式名ほか		超音波水晶体乳化吸引術+眼内レンズ挿入術 (PEA+IOL)、YAGレーザー後嚢切開術 (YAG Laser capsulotomy)、レーザー虹彩切開術 (LI)、線維柱帯切開術 (ロトミー、Trabeculotomy)、線維柱帯切除術 (レクトミー、Trabeculectomy)、隅角癒着解離術 (GSL)、硝子体切除術 (Vitrectomy)、経毛様体扁平部硝子体切除術 (PPV)、レーシック (LASIK)、トリアムシノロンアセトニドテノン嚢下注射 (STTA)、アフリベルセプト硝子体内注射 (IVA)、ラニビズマブ硝子体内注射 (IVR)

眼科カルテの基本原則と 特に気を付けたい記述

Nurse Note

　眼科のカルテでは、右眼、左眼の順で所見が書かれる。AC moderate(前房中等度)、AC not so deep(前房あまり深くない)や、AC shallow(前房せまい)と書かれている場合には、患者さんが抗コリン作用のある薬剤(→p.84)を服用していないかどうかチェックする。

眼科医師が書く様々な書類

外来では、「この書類を書いてほしいです」「この書類を持ってきました」などと患者さんに話しかけられることがあります。外来でやりとりされる主な書類を知っておくと、仕事がより面白くなります。

● 診断書

診断書は、医師が患者の病名や症状などを記載した公的な書類です。基本的には公的医療保険の対象外です（書類の代金は患者さんが払います）。内容が多岐にわたる場合は5000〜1万5000円程度の自己負担が生じることがあります。生活保護受給者の場合は医療扶助の対象外となるので、施設の規定により負担金額が異なります。以下のような場合に作成します。

✓ 学校や職場から提出を求められた場合
✓ 自立支援医療・障がい者手帳の申請をする場合（専用の申請書「身体障害者診断書・意見書（視覚障害用）」があります）
✓ 障害年金の申請をする場合（専用の申請書があります）

● 診療情報提供書（紹介状）と返書

これらは、医師と医師の間でやりとりされる書類です。診療情報提供書は、医師が他の医師や医療機関に患者さんの状態を伝えるための書類で、紹介状ともいわれます。これまでの経過を含めて詳細な説明が書かれます。一般的には公的医療保険が適用されます（書類の代金の1〜3割を患者さんが払います）。一方、返書は、紹介を受けた側の医師（医療機関）が、「どのような検査を行い、どんな診断に至ったか」、「どんな治療を行い、どういう経過をたどったか」などの症状を紹介元の医師（医療機関）に情報提供するものです。よりよい医療連携のために行われます。診療情報提供書は以下のような場合に作成します。

✓ 他の医療機関に患者さんの治療を引き継ぐ場合
✓ 他の診療科から病状について問い合わせがあった場合
✓ オンライン診療や在宅診療などで、他の医療機関への緊急搬送に備えておく必要がある場合

患者さんの側から「書類には○○と書いてほしいので、先生に伝えてください」などと要望をいただくことがあります。こんなとき、安請け合いは禁物です。書類を作成するかどうか・どう書くかは医師が決める、ということを説明した上で、診察のときに医師と十分話し合うよう促します。

眼（眼球）の解剖と機能

まずは眼の解剖と機能について確認しましょう。

眼の構造

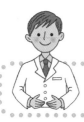

視覚の感覚器である眼は、眼球と眼付属器（副眼器）で構成されています。

眼球

　眼球は直径が約2〜3cmでほぼ球状をしており、頭蓋骨のくぼみ（眼窩）に収まっています。眼球は、外膜（強膜・角膜）、ぶどう膜（虹彩・毛様体・脈絡膜）、網膜の3層からなる眼球壁、そして眼房（前房・後房）、水晶体、硝子体で構成されています。

▼眼球の構造

涙腺 (lacrimal gland)
眼筋 (ocular muscle / eye muscle)
水晶体 (lens)
強膜 (sclera)
脈絡膜 (choroid)
網膜 (retina)
中心窩 (fovea centralis)
硝子体 (corpus vitreum / vitreous body)
視神経乳頭 / 視神経円板 (optic disc)
視神経 (optic nerve)
眼瞼 (eyelid)
結膜 (conjunctiva)
角膜 (cornea)
瞳孔 (pupil)
前房 (anterior chamber)
虹彩 (iris)
後房 (posterior chamber)
毛様体 (ciliary body)

出典：雜賀智也、薬局の現場ですぐに役立つ 薬剤師のための臨床知識〔解剖生理編〕

外膜（強膜、角膜）

　外膜は強膜と角膜からなり、眼球の一番外側に位置しています。簡単にいえば、角膜は「黒目」の透明な部分で、強膜は「白目」の部分です。角膜には血管がなく、無色透明でレンズとして機能しています。前方は凸型をしているため、眼に入った

光を屈折させて、網膜に集める働きをしています。また、角膜には眼神経（三叉神経の第1枝、第2枝）が分布しており、機械的刺激により眼輪筋が収縮、反射的に眼瞼が閉じます（瞬目反射）。

ぶどう膜（虹彩、毛様体、脈絡膜）

　虹彩・毛様体・脈絡膜からなるのがぶどう膜です。虹彩は、瞳孔を円状に取り囲み、眼に入る光の量を調節しています（対光反射）。毛様体は、毛様体筋により水晶体（→p.24）の厚さを変化させることで焦点の調節をしています。脈絡膜には血

管組織が豊富にあり、網膜に栄養を与えています。メラニン色素によりぶどう色を呈することで、外部からの光を遮断して眼球内部を暗く保っています。

網膜

　眼球壁の一番内側にあるのが網膜です。網膜には2種類の視細胞が存在します。色を識別する錐体細胞と、明暗を識別する桿体細胞です。網膜上で一番光が集まる部分が黄斑であり、その中心部が中心窩です。硝子体を通過した光は、網膜にあ

る中心窩で結像することで、物をはっきり見ることができます。
　中心窩には、錐体細胞が密集して存在します。光を感受した錐体細胞は、視神経を通じて電気刺激を脳に伝達します。

▼黄体と中心窩

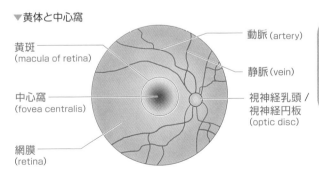

黄斑 (macula of retina)
動脈 (artery)
静脈 (vein)
中心窩 (fovea centralis)
視神経乳頭 / 視神経円板 (optic disc)
網膜 (retina)

出典：雑賀智也、薬局の現場ですぐに役立つ 薬剤師のための臨床知識〔解剖生理編〕

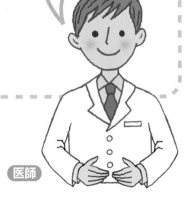

錐体細胞の働きにはビタミンAが不可欠であるため、ビタミンAが欠乏すると、夜間視力が低下する夜盲症を生じます。

医師

23

水晶体と硝子体

　水晶体は直径約9〜10mmの凸レンズ型をした透明な組織です。光を透過させたり、屈折させたりする働きがあります。毛様体から伸びるチン小帯（毛様体小帯）により支えられ、毛様体筋の収縮・弛緩により厚みを変えることで屈折率を変えて、遠近の調節を行います。

　眼球内腔を満たす無色透明なゼリー状の組織が硝子体です。硝子体には血管や神経はありません。眼球体積の7割を占め、1眼球あたりの容積は約4mLです。光を透過させるために透明性を維持する働きがあるほか、眼球形態を保持し、外部からの衝撃を緩和します。

眼房

　眼房は、角膜と硝子体に挟まれた空間です。前房（角膜と虹彩の間）と後房（水晶体および硝子体の間）に分かれており、水晶体や角膜などに栄養を与える眼房水（約0.2mL）で満たされています。眼房水は毛様体で産生され、後房、瞳孔、前房を

経て、大部分が隅角の線維柱帯からシュレム管を通って静脈へと流出します。また、一部の眼房水は虹彩根部から毛様体の筋組織の間を通り、脈絡膜上腔を経て強膜外に流出します（ぶどう膜強膜流出路）。

▼眼房水の流れ

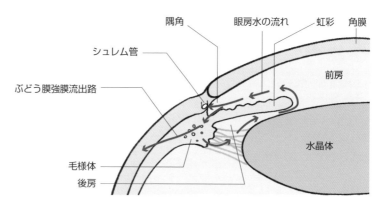

出典：雑賀智也、薬局の現場ですぐに役立つ 薬剤師のための臨床知識〔解剖生理編〕

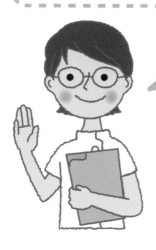

　正常なときの水晶体は透明です。水晶体が濁って視力障害をきたした状態が白内障です。白内障の主な原因は加齢ですが、そのほかにも糖尿病やアトピー性皮膚炎によるもの、ステロイドなどの薬剤によるものがあります。

ベテランナース

眼付属器（副眼器）

　眼の周囲には、眼の機能を助け、外傷や異物の侵入などから眼を保護するための眼付属器（副眼器）が備わっています。眼付属器には眼瞼（まぶた）、結膜、眼筋、涙器などがあります。

▼眼付属器

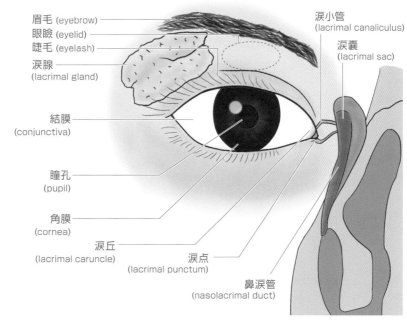

眉毛 (eyebrow)
眼瞼 (eyelid)
睫毛 (eyelash)
涙腺 (lacrimal gland)
結膜 (conjunctiva)
瞳孔 (pupil)
角膜 (cornea)
涙丘 (lacrimal caruncle)
涙点 (lacrimal punctum)
涙小管 (lacrimal canaliculus)
涙嚢 (lacrimal sac)
鼻涙管 (nasolacrimal duct)

出典：雑賀智也、薬局の現場ですぐに役立つ 薬剤師のための臨床知識〔解剖生理編〕

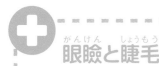

眼瞼と睫毛

　眼球を前面を覆っている薄い皮膚のひだが眼瞼、いわゆる「まぶた」です。眼瞼は、外部刺激から眼を保護したり、眼に差し込む光量を調整したりしています。また、まばたき（瞬目）によって、角膜を涙液で湿潤に保ちます。

　上下の眼瞼の縁には睫毛が生えています。異物の侵入を防ぐ役割のほか、睫毛の基部には多数の知覚神経が連絡しており、「物が触れると反射的に眼を閉じる」という触毛としての役割も担っています。

結膜

　眼瞼の内側表面および眼球表面のうち強膜（白目）を覆っているのが結膜です。眼瞼を覆っている部分を眼瞼結膜、強膜を覆っている部分を眼球結膜といいます。

　薄く透明であるため、中の毛細血管の様子が容易に観察できます。結膜炎は、結膜が赤く充血＊して炎症を起こす疾患です。細菌感染が原因で起こる細菌性結膜炎、ウイルス感染が原因で起こるウイルス性結膜炎、アレルギーで起こるアレルギー性結膜炎などがあります。

眼筋

　眼球の周囲では、6本の眼筋（外眼筋）が強膜につながっており、眼球の向きを上下・左右・斜めに自在に変えられるようになっています。眼球を同じ方向に長時間保持すると、眼筋が疲労します。

▼6つの眼筋

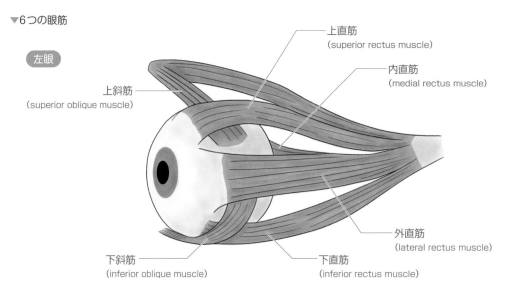

左眼

上斜筋
(superior oblique muscle)

上直筋
(superior rectus muscle)

内直筋
(medial rectus muscle)

外直筋
(lateral rectus muscle)

下直筋
(inferior rectus muscle)

下斜筋
(inferior oblique muscle)

出典：雑賀智也、薬局の現場ですぐに役立つ 薬剤師のための臨床知識［解剖生理編］

＊…**充血**　結膜性充血（輪部に近づくほど充血が弱い）と毛様充血（輪部から放射状に充血）の鑑別が重要。毛様充血は閉塞隅角緑内障が原因の場合もある。

涙器

　涙器は涙腺と涙道からなります（p.25の図もご参照ください）。涙腺とは涙を分泌する腺であり、涙道は涙の排泄経路です。

　涙液は、眼瞼の裏側にある涙腺から分泌され、涙点から涙嚢（➡p.25）に流入し、鼻涙管を通って鼻腔に流れ込みます。泣くと鼻水が出るのはこのためです。涙液は、睡眠中はほとんど分泌されませんが、起床時には絶えず分泌されています。睡眠中などで涙液の分泌が低下すると、老廃物と粘液・脂分が混じった眼脂となります。

　上下のまぶたに存在するマイボーム腺が油分を分泌します。そして、結膜のゴブレット細胞から分泌された粘液（ムチン）、涙腺から分泌された水層と混ざって涙を構成します。油分があることで涙が蒸発しにくくなります。

　マイボーム腺は涙液油層の油を主に分泌している腺で、開口部は眼瞼縁に一列に並んでいます。

▼マイボーム腺

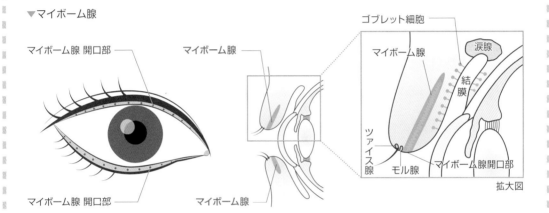

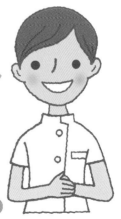

眼瞼の皮膚に脂肪を分泌する腺はツァイス腺、汗を出す腺はモル腺と呼ばれます。ツァイス腺、モル腺、マイボーム腺は、細菌感染などにより麦粒腫が発生しやすい箇所です（➡p.64）。

先輩ナース

眼の機能

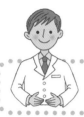

眼の基本的な機能を確認しましょう。

視覚

外界からの光刺激を受容し、対象の形・色・明るさなどを感受する感覚を視覚といいます。厳密にいうと、視覚は視力、視野、両眼視、色覚、光覚などで構成されており、これらの感覚は視覚器の種々の機能（屈折や調節、眼球運動など：➡ p.41～43〔関連〕）によって成立しています。

視覚の刺激は光であり、網膜にある視細胞（錐体細胞と桿体細胞：➡ p.23）が受容器として働きます。光刺激は視細胞で電気信号に変換され、視神経乳頭を経て脳の視覚中枢に送られます。この経路のどこかで障害が起こると、視力が低下するのです。

視野

視野とは見える範囲のことです。正確には、片眼で視線を固定させて一点を注視した状態で見える範囲のことをいいます。正常視野の範囲は耳側（外側）100°、鼻側（内側）70°、上方60°、下方70°程度とされています（➡ p.50〔関連〕）。

視野は中心ほどよく見えます。どの程度よく見えるかを「感度」といい、固視点（注視方向）から30°以内の中心視野は感度が高く、特に重要な範囲とされています。30°より外側の周辺視野は感度が低いです。意識されないことが多く、30°より外側の周辺視野に障害が起こっても自覚症状がない場合があります。

▼正常視野と視野の感度分布

正常視野

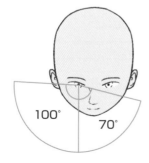

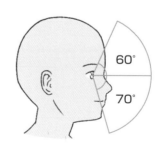

視野の感度分布

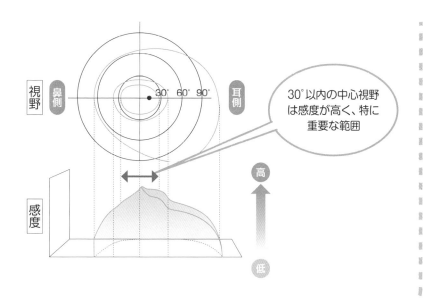

視野　鼻側　30° 60° 90°　耳側

30°以内の中心視野は感度が高く、特に重要な範囲

感度　高　低

屈折・調節

　対象をしっかり見るには、対象からの光を角膜・水晶体で屈折させて、網膜上で焦点を結ぶ必要があります。網膜に焦点を合わせるために、角膜や水晶体には光を屈折させる性質（屈折力）があります。そして、様々な距離の対象に焦点を合わせるために、毛様体を収縮または弛緩させて水晶体の厚みを変え、屈折力を変動させます。これを調節といいます。

● **近くを見るとき**
　毛様体が収縮してチン小帯が弛緩し、水晶体が厚くなる。近くに焦点を結ぶ。

● **遠くを見るとき**
　毛様体が弛緩してチン小帯が収縮し、水晶体が薄くなる。遠くに焦点を結ぶ。

▼屈折と調節

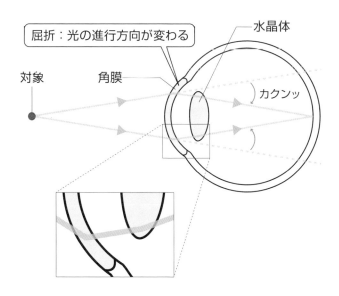

屈折：光の進行方向が変わる　水晶体

対象　角膜　カクンッ

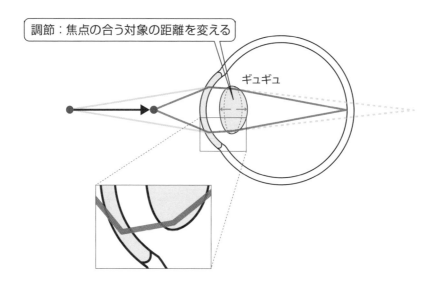

調節：焦点の合う対象の距離を変える

ギュギュ

出典：病気がみえる vol.12 眼科（メディックメディア）

➕ 屈折・調節について（遠視、正視、近視、乱視、老視）

　角膜や水晶体は透明な組織ですが、先述のとおり単純に光を透過させるだけでなく、光を屈折させる役割があります。屈折に強く関与するのは角膜と水晶体で、屈折力は角膜がおよそ43D（ジオプター）、無調節状態の水晶体がおよそ20Dになります。

　また、水晶体には調節力があります。無調節状態よりも近くのものを見るときは、毛様体筋が収縮し、チン（Zinn）小帯が弛緩することにより、水晶体の形状がより丸みを帯びたものになり、屈折力を高めることができます。調節力は10歳では約14Dありますが、年齢とともに低下し、70歳でほぼなくなります。このような、加齢に伴って進行する調節障害を**老視**といいます。

▼調節力と年齢の関係

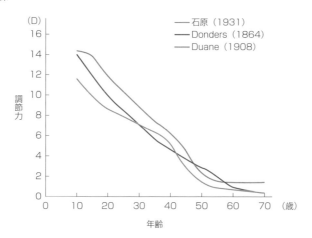

── 石原（1931）
── Donders（1864）
── Duane（1908）

出典：大鹿哲郎、眼科学 第2版（文光堂）

● 図の見方

　無調節状態で明瞭な像が得られる距離を**遠点**、最大調節状態で明瞭な像が得られる距離を**近点**といい、この間がはっきり見える範囲です（**明視域**）。調節力は、ジオプター（D）で表した近点と遠点の差になります。

　報告により多少の差はありますが、若いうちから徐々に調節力が低下します。40歳代では調節力が3D程度になっています。調節力3Dというのは、このあと述べる正視の人の場合、「遠方から眼前33cmの間はよく見えるが、それより手前には最大限調節してもピントが合わなくなっている」という状態です。−2Dの近視の人の場合、調節力3Dなら明視域は眼前50cmから20cmの間になります。

　遠視、**正視**、**近視**は、眼の屈折状態の違いにより分けられます。無調節状態において、遠方からの光（平行光線）が、網膜の後方に結像する状態を遠視、網膜上に結像する状態を正視、網膜の前方に結像する状態を近視といいます。−6Dを超

えるような近視を強度近視といいます。

　この屈折状態は、角膜・水晶体の屈折力と、眼の奥行き（眼軸長）のバランスによって決まります。眼軸長が屈折力に比べて短いと遠視になり、眼軸長が屈折力に比べて長いと近視になります。眼軸長が1mm伸びると、およそ3Dだけ近視化します。

　乱視は、眼の経線方向で屈折力が異なるために光が眼内で一点に結像しない状態です。通常の乱視は**正乱視**といい、最も強い屈折力を持つ強主経線と、最も弱い屈折力を持つ弱主経線が直交しており、円柱レンズで矯正されます。屈折面での屈折が不規則なために円柱レンズで矯正できない**不正乱視**というものもあり、円錐角膜や翼状片などの疾患によって生じます。

▼正視・近視・遠視・乱視と矯正方法

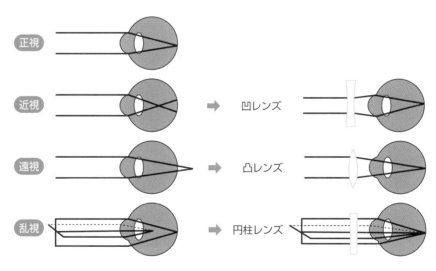

正視

近視　➡　凹レンズ

遠視　➡　凸レンズ

乱視　➡　円柱レンズ

出典：日本近視学会HPより、一部改変

　遠視の人は、無調節状態では近方視はもちろん、遠方視でも網膜の後ろに結像し、ピントが合っていません。ピントを合わせるためには遠方視でも調節をする必要があり、近方視ではさらに強く調節をする必要があります。若いうちは調節力が強いため、遠視眼であっても裸眼視力は良好

ですが、近くも遠くも調節が必要なために疲れやすい目だといえます。年齢とともに調節力が落ちてくると、近方から見づらくなってきます。正視の人と比べ、より若いうちから近見障害が出ます。近方を見やすくするためには、凸レンズである老眼鏡が必要になります。

正視眼は、無調節状態で遠方視することができ、楽な状態で遠くをよく見ることができます。近方視に関しては、無調節状態では網膜の後ろに結像するので、ピントを合わせるために調節が必要になります。年齢とともに調節力が落ちてくると、遠視の人ほどではありませんが、近方から見づらくなってきます。

近視眼は、遠方視では網膜の前方に結像するため、ピントを合わせるためには凹レンズである近視用眼鏡での矯正が必要になります。一方、近方視では眼の屈折力に応じた距離（例えば−2Dの近視なら眼前50cm）で、無調節状態で網膜上に結像します。近視は近方がよく見える眼であり、年をとってくると正視の人に比べ近業（手元を見続ける作業）が楽だったりします。例えば−2Dの軽度の近視の場合、50歳くらいで調節力が2Dとすると、眼前50cmから25cmがよく見える範囲になります。

▼無調節状態での近方視

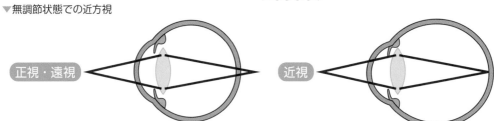

 病的近視

近視の中には病的近視といわれるものもあります。病的近視は眼球後部の変形が特徴で、多くの場合は眼軸長が非常に長くなっており、失明につながるような合併症を起こすこともあります。

▼病的近視における眼球後部の変形

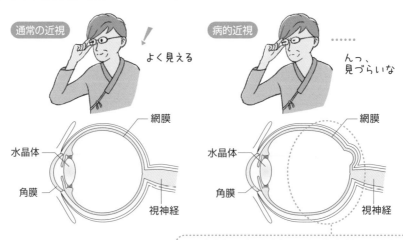

眼球後部の変形が強い ➡ 網膜、視神経の障害 ➡ 失明

出典：日本近視学会HPより

色覚と光覚

可視光線（約400〜800nm）の波長の違いを色として認識する機能を**色覚**といいます。そして、光を感じる機能を**光覚**といいます。網膜の視細胞である錐体細胞と桿体細胞では、光覚閾値（認識できる最小の光の強さ）が異なっています。錐体細胞は光覚閾値が高い（つまり感度が低い）ため、一定の明るさがないと色を感受できず、夕暮れどきなどでは色を感じにくくなります。一方、桿体細胞は光覚閾値が低い（つまり感度が高い）ため、暗所で働きます。周辺の明るさ・暗さに「目が慣れてくる」感覚は、視細胞の光覚閾値が変化する、**明順応**と**暗順応**という働きによるものです。

● 暗順応

暗順応とは、明るい場所から暗い場所に入ったとき、光に対する感度を上げて、少ない光量でも視力が保てるようにする働きのことです。最初は見えにくく、数分〜数十分程度で少しずつ見えるようになります。

● 明順応

明順応とは、暗い場所から明るい場所に移動したときに、光に対する感度を下げ、まぶしさを感じないようにする働きをいいます。1分程度でまぶしさを感じなくなります。

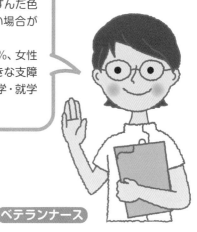

色覚には個人差があります。一言に色覚異常といっても、見え方は様々です。特に暗い場所や小さい物、くすんだ色は、色覚異常のある人にとって色の区別が難しい場合があるので配慮が必要です。
色覚異常の中でも先天性赤緑色覚異常は男性の5%、女性の0.2%が持っているとされています。生活に大きな支障が生じるケースは稀ですが、職務内容によって入学・就学の制限を受ける場合があります。

ベテランナース

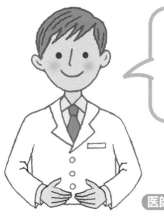

「見え方」と一言でいっても、視力・視野・色覚などいろいろな要素があります。どの部分で困っているのか見極めるため、患者さんには数種類の検査を受けてもらいます（➡chapter 4）。

医師

コンタクトレンズ

　ソフトコンタクトレンズとハードコンタクトレンズに大別されます。ソフト、ハードともに、遠近両用レンズや乱視用（トーリック）レンズなど特別な機能を持つレンズが開発されています。

● ソフトコンタクトレンズ（SCL）

　含水率10％以上のやわらかいレンズ。外れたりずれたりしにくく、違和感が少ないのが特徴。

　汚れがついたり雑菌が繁殖したりしやすいので、定期的に消毒するか、使い捨てのものを期限を守って使う。

● ハードコンタクトレンズ（HCL）

　硬いレンズ。矯正効果が高く、不正乱視や強度の角膜乱視（角膜のゆがみによる乱視）があっても使える。耐久性に優れ、手入れが簡単。外れたりずれたりすることがあり、激しい運動には不向き。

　どちらのタイプであっても、消毒しないまま使い続けることで、感染症にかかり、失明に至ることもあります。度が入っていないカラーコンタクトなどは、気軽にドラッグストアで買えることもあり、化粧の一環として使っている人もいるようです。使い捨ての場合は期限を守って使うこと、継続使用できるタイプであれば適切に消毒することが大切です。

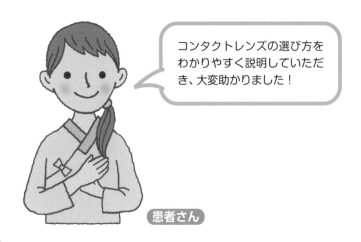

コンタクトレンズの選び方をわかりやすく説明していただき、大変助かりました！

患者さん

chapter 3

症状

眼科では、目の痛みや痒みといった症状のほか、
見えにくさに関する症状について診察を行います。
見えにくさといっても、「遠くが見えにくい」「ゆがんで見える」
「見える範囲（視野）が狭い」など、様々な症状があります。
眼に関する様々な症状を知っておくことで、どんな病気が疑われ、
どんな検査が必要かをある程度予測することができます。

眼瞼腫脹

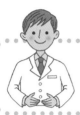

まぶたの腫れを眼瞼腫脹といいます。眼瞼自体が原因の場合と、眼瞼以外に原因がある場合があります。

眼瞼腫脹とは

感染やアレルギーによって、まぶたやその周りが腫れてしまった状態を指します。痒みや痛みを伴うことがあります。こすったり掻いたりすることで余計に悪化するため、できるだけ触らないように指導します。合併症や全身性の病気のサインである場合もあるので、原因の探索を行います。

原因となる疾病

麦粒腫、霰粒腫、ウイルス性眼瞼炎、アレルギー性眼瞼炎、虫刺症、外傷、眼瞼腫瘍、結膜炎、涙嚢炎、眼窩蜂窩織炎、全身性の眼瞼浮腫、Quincke浮腫、甲状腺眼症などがあります。

●麦粒腫 (➡ p.64)
麦粒腫は眼科外来でよく遭遇する疾患です。細菌感染による眼瞼の限局性の急性化膿性炎症で、限局性の腫脹、発赤、自発痛、圧痛を認めます。

●霰粒腫 (➡ p.64)
霰粒腫は眼瞼のマイボーム腺 (➡ p.27) の梗塞による慢性肉芽腫性炎症で、球形の小さな腫瘤を生じます。急性期には痛みを伴うこともありますが (急性霰粒腫)、基本的には発赤や疼痛を認めません。

●眼瞼炎
眼瞼炎には細菌感染によるもの、ウイルス感染によるもの、アレルギー性のものがあります。単純ヘルペスウイルスでは小さな水疱や発赤をきたします。帯状ヘルペスウイルスでは三叉神経の支配領域に一致した皮疹を生じます。

アレルギー性眼瞼炎では、痒みを伴う眼瞼の腫脹、発赤を生じます。アトピー性皮膚炎に伴うものでは、ぶどう球菌感染を合併していることが多いです。接触性皮膚炎によるものは、化粧品や点眼薬などが原因となります。

その他、蚊や蜂などの虫刺症、強くこするなどの機械的刺激、外傷なども、眼瞼腫脹の原因になります。

眼瞼以外の原因による眼瞼腫脹

眼瞼以外の原因によっても眼瞼腫脹を生じることがあります。アデノウイルス結膜炎（➡p.39、66）やアレルギー性結膜炎（➡p.39、70）などの結膜炎では、症状が強いと眼瞼浮腫をきたすことがあります。

下眼瞼の内側には涙嚢（➡p.25、27）がありますが、涙嚢部の皮膚の発赤、腫脹、圧痛が認められれば、感染による急性化膿性炎症である急性涙嚢炎の可能性があります。涙嚢炎では、涙点から膿の逆流が認められます。

より広い範囲に腫脹、発赤、自発痛、圧痛を認めるような場合には、眼窩蜂窩織炎の可能性を考えます。特発性眼窩炎症、眼窩腫瘍、涙腺炎、涙腺腫瘍、副鼻腔疾患などでも、眼瞼腫脹をきたすことがあります。

眼瞼は浮腫を起こしやすい部位であり、全身性の疾患で眼瞼浮腫を生じることもあります。うっ血性心不全、腎障害、低蛋白血症などに伴って生じ、両眼性のことが多く、痛みや発赤を伴いません。Quincke浮腫は血管性の浮腫で、突発的に眼瞼、口唇、咽喉頭、四肢などの皮下や粘膜下に浮腫を生じます。咽喉頭浮腫の具合によっては呼吸困難のおそれもあるので注意します。

甲状腺眼症やIgG4関連疾患といった全身性炎症疾患に伴って眼瞼腫脹をきたすこともあります。

目が腫れてしまったら、外見への影響も大きくて動揺しそうです。冷罨法や温罨法（➡p.108）で治そうとするのもいいけれど、その原因を考えることがより大事なんですね。

新人ナース

充血・眼脂

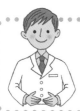

眼に何らかの炎症があると、「眼が赤くなって、目ヤニが出る」といった症状となって現れることがあります。充血や眼脂が起こる病気は多くありますが、ここでは代表的な疾患を紹介します。

✚ 充血とは

　眼の表面の毛細血管が拡張して、眼が赤く見えることを指します。眼瞼や結膜の炎症が強い場合は結膜充血、白目の部分の炎症が強い場合は毛様充血と呼ばれます。毛様充血はぶどう膜（網膜、毛様体、強膜：➡p.23、104）に炎症が起きているサインです。

✚ 眼脂とは

　俗に「目ヤニ」と呼ばれています。主に炎症に伴う分泌物のかたまりです。「脂」という漢字が含まれていますが、成分の大半は水溶性です。眼脂は、涙液（➡p.27）だけでなく、上皮細胞や炎症細胞、微生物、異物などが混ざり合って構成されています。軽く洗眼するだけでとれてしまうようなものから、ドロッとした膿性眼脂まで、病気によって成分の割合や性状が変わります。眼脂の量や性状は、診断の上で大事な情報です。

✚ 充血・眼脂の原因

　充血・眼脂をきたす疾患の中に、感染性の高いアデノウイルス結膜炎（流行性角結膜炎：➡p.66）があります。アデノウイルス結膜炎患者が来院した場合、院内感染対策を適切にとることが重要になります。問診などでアデノウイルス結膜炎が疑われたら、速やかに対応できるようにしておきましょう。充血の原因は、感染を含む結膜炎であることが多いですが、例えば眼科救急疾患である急性緑内障発作でも充血することがあります。その他、「充血」が主訴の場合でも、実際には結膜下出血であることもあります。

アデノウイルス結膜炎

アデノウイルス結膜炎は急性に発症し、強い結膜充血、多量の眼脂のほか、耳前リンパ節の腫脹を認めることがあります（➡p.66）。少し遅れてもう一方の眼に発症することもあります。ウイルスの型によっては感冒症状が出ることもあります。家庭、学校、職場に感染者がいることもアデノウイルス結膜炎を疑う重要な情報になるので、しっかり聞き取りをしましょう。

感染性の結膜炎としては細菌性結膜炎やクラミジア結膜炎もあり、やはり充血・眼脂をきたします。

アレルギー性結膜炎

眼表面の異物、睫毛乱生も、異物感や結膜充血の原因になります（➡p.70）。

翼状片、瞼裂斑、結膜フリクテンなどの結膜疾患、感染性・非感染性角膜炎、角膜潰瘍などの角膜疾患、上強膜炎、強膜炎でも、結膜が充血することもあります。

急性緑内障発作、ぶどう膜炎では、角膜輪部の深部血管の拡張である毛様充血と呼ばれる所見を呈します。

内頸動脈海綿静脈洞瘻（ないけいどうみゃくかいめんじょうみゃくどうろう）は、内頸動脈と海綿静脈洞との間に瘻孔を形成する疾患で、静脈圧の上昇のために、眼球突出、結膜充血、血管性雑音などを呈します。

朝起きたとき、眼脂で目が開きにくい患者さんには、リッドハイジーン（➡p.109）も役立つかもしれませんね。先輩に相談してみます。

新人ナース

痒み・異物感・流涙・痛み

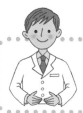

患者さんは腫脹・充血・眼脂以外にも不快な症状の相談に訪れます。それぞれ、カルテや看護記録に書く用語を知っておきましょう。

掻痒感（痒み）

痒みは様々な角結膜疾患で生じますが、強い痒みはアレルギー性結膜炎などのアレルギー性結膜疾患に比較的特異的な症状です。アレルギー性眼瞼炎では眼瞼の痒みを生じます。こすったり掻いたりすると余計にひどくなることがあります。冷たいタオルをあてたり、何らかの作業で気を紛らしたりしながら、処方薬や市販薬が効いてくるのを待ちます。

異物感、流涙

患者さんが自分の症状について、「目がゴロゴロする」「まばたきをすると何か目に当たるような違和感」などと説明することがあります。これを眼科では「異物感」と表現します。

原因として考えられる疾患としては、眼瞼内反、睫毛乱生、眼瞼炎、アレルギー性結膜疾患、ドライアイ、上輪部角結膜炎、マイボーム腺機能不全、角結膜異物、点状表層角膜症、角膜びらん、周辺部角膜潰瘍、角膜炎、フリクテン、閉瞼不全、眼瞼痙攣、涙道閉塞などが挙げられます。

深部痛

「目が痛い」という症状は、深部痛または眼痛と呼ばれます。急性緑内障発作などで眼圧が急激に上昇すると、眼痛を生じることが多いです。ぶどう膜炎などにより毛様体が刺激されても、眼痛を生じます。視神経炎の急性期には深部痛や眼球運動時痛を伴うことがあります。眼窩蜂窩織炎、特発性眼窩炎症、眼窩筋炎といった眼窩に炎症を起こす疾患でも、痛みを生じます。

帯状疱疹でも痛みが出ます。すでに皮疹が出ていれば診断は容易ですが、皮疹に先行して痛みが出ることもあります。片頭痛、三叉神経痛でも、深部痛として眼科を受診することがあります。

様々な「見えにくさ」

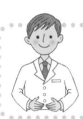

眼科で扱う「見えにくさ」には、たくさんの種類があります。例えば、遠くや近くが見えにくい（視力低下）、見える範囲が狭い・偏る（視野障害）、見え方がゆがむ（変視・歪視）、ちらつく（飛蚊症・光視症）などです。

視力低下、視野障害

眼球内の前眼部・中間透光体・眼底だけでなく、さらにその先の視神経から後頭葉に至る視覚路のどこかで異常をきたしても、視力低下や視野障害をきたす可能性があります。

片眼性か両眼性か、発症が急激なのか緩徐なのか、症状が持続しているのか一過性なのか、変動があるか、痛みなど他の症状を伴うか、外傷や薬剤使用など明らかな発症の誘因があるか、既往歴があるか……などは、原因を推測するための重要な情報になります。

一口に視力低下・視野障害といっても、見え方は様々です。細かく聞き取ることで、問診だけでも原因をかなりの程度まで推測できることもあるので、なるべく具体的に聴取しましょう。

●ドライアイや角膜上皮障害

ドライアイや角膜上皮障害の場合でも、異物感よりもかすみ等の主訴で受診することがあります。虹彩毛様体炎の場合、亜急性の経過で霧視（かすみ目）、痛みなどが出ます。

●緑内障

急性緑内障なら急な視力低下をきたしますが、正常眼圧緑内障などの慢性の緑内障の場合は、かなり進行するまで視野障害・視力低下を自覚しないことも珍しくありません。受診の契機は視野障害・視力低下ではなく、健診や人間ドックで指摘されたり、他疾患で受診した際に偶発的に見つかったりすることが多いです。

●白内障

白内障であれば症状の進行は緩徐なことが多く、かすむ、ぼやける、まぶしいなどの症状が出ます。近視化してくることもあります。

●硝子体出血

硝子体出血は、原因として糖尿病網膜症、陳旧性網膜静脈閉塞症、裂孔原性網膜剥離、後部硝子体剥離、滲出型加齢黄斑変性など、ベースになる疾患がいろいろ考えられます。硝子体出血の発症時の症状として、「墨をたらしたようなものが広がって、もやの中にいるよう」などと訴えることがあります。

網膜疾患による視力低下と視野異常

様々な網膜疾患で、病変の部位に一致して視力低下・視野異常をきたします。裂孔原性網膜剥離（➡p.18、95）の場合、網膜剥離を生じた部分に一致して視野欠損をきたします。例えば、網膜の上方に剥離を生じた場合、視野の下方に幕がかかったように見えない部分がある、という症状が出ます。網膜剥離が黄斑に及ぶと、視力が大きく低下します。後述のとおり、裂孔原性網膜剥離では、飛蚊症の急激な増加や光視症を伴うことが多いです。

黄斑疾患では中心の部分が見づらくなり、視力低下や変視をきたします。

網膜の血管閉塞では急速に症状が出ます。特に網膜中心動脈閉塞症（➡p.18）では、片眼に突然の高度な視力低下をきたします。網膜動脈分枝閉塞症では、閉塞部位に一致する突然の視野欠損を生じます。前兆として一過性の視力低下・視野障害を経験していることもあります（一過性黒内障）。

視覚路の障害による視野異常

網膜から大脳皮質視覚領に至る視覚路のいずれかの部位が障害されることで、視野異常を生じます。障害の部位によって下図のようなパターンの視野障害を呈します。視交叉では左右の鼻側網膜からの神経線維のみが半交叉するので、視交叉より後ろの病変では同名性の半盲（❸〜❽のように右眼も左眼も同じように見えなくなること；例えば、❸では右眼も左眼も、右半分が見えなくなっています）をきたすことになります。

▼視覚路の障害部位と視野異常の関連

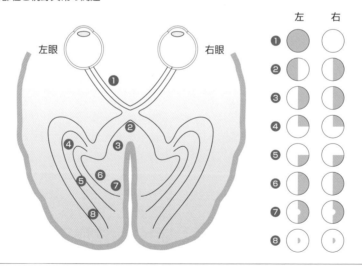

❶視神経…患眼のみの視野障害、他眼視野は影響を受けない
❷視交叉…両耳側半盲
❸視索・外側膝状体…黄斑回避を伴わない同名半盲
❹側頭葉…同名性の上方四半盲、黄斑回避なし
❺頭頂葉…同名性の下方四半盲、黄斑回避なし
❻広範な視放線障害…黄斑回避を伴わない同名半盲
❼後頭葉…黄斑回避を伴う同名半盲
❽後頭葉の後方端…中心視野の同名性の半盲様暗点

出典：三村治、神経眼科学を学ぶ人のために 第3版（医学書院）

飛蚊症、光視症
ひ ぶん

飛蚊症は「蚊、糸くず、輪っかなどの形状のものが動いているように見える」という症状で、硝子体中の混濁により生じます。生理的にも生じる症状ですが、急に増えたときは注意が必要です。

若い人でも飛蚊症は生じますが、50歳以上になると硝子体の液状化が進行して後部硝子体剥離と呼ばれる現象が起こり、これによって急に飛蚊症が増えることがあります。後部硝子体剥離に伴って網膜裂孔・裂孔原性網膜剥離（➡p.18、95）を生じることがあるので、注意深くチェックします。網膜裂孔・裂孔原性網膜剥離によって硝子体出血を生じることもあり、これも飛蚊症の原因になります。

硝子体出血の原因になる疾患は、網膜裂孔・裂孔原性網膜剥離以外にも糖尿病網膜症（➡p.85）

などいろいろあります。ぶどう膜炎（➡p.104）に伴う硝子体混濁なども飛蚊症の原因になります。

光視症は「視野の端で光が走る」という症状で、やはり網膜裂孔や裂孔原性網膜剥離の際に飛蚊症とともに出ることがあります。ほかにも、急性帯状潜在性網膜外層症（AZOOR）という疾患やその類縁疾患で光視症が出ることもあります。

光視症と似た症状で、閃輝暗点というものがあります。発作性の症状で、ギザギザした光が広がっていってその内側が見えづらくなり、20〜30分ほど症状が続きます。片頭痛の前兆で起こる症状ですが、頭痛を伴わないこともあります。大脳皮質に起こる神経の興奮現象が原因とされています。

▼閃輝暗点のイメージ

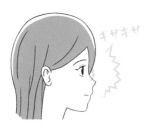

> 閃輝暗点では、視野にギザギザの光があらわれて、見えにくくなります。

変視、歪視
わい し

視野の中心部分がゆがんで見える症状で、主に黄斑部の異常に伴って生じます。変視を検出するために、AmslerチャートやM-CHARTSなどの簡便な検査が行われることがあります。

原因疾患は、黄斑前膜（➡p.11、18）、硝子体黄斑牽引症候群、黄斑円孔、近視性脈絡膜新生血管、加齢黄斑変性（➡p.18、91）、中心性漿液性脈絡網膜症、Vogt-小柳-原田病、糖尿病黄斑浮腫、網膜静脈閉塞症に伴う黄斑浮腫、など様々です。
けんいん
しょうえき

▼変視・歪視の例

- ・中心の円形の範囲が黄ばんで暗く見え、その中はものが小さく見える
- ・中心部が見えなくなり、その周囲が引きつれて見える

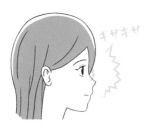

MEMO

chapter 4

検査

眼科で行われる様々な検査について知っておきましょう。
施設によっては看護師も検査を行う場合があります。

視力検査・視野検査

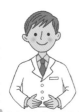

眼科で行う検査は、看護師の養成課程には登場しない、馴染みのない検査がほとんどです。看護師が検査を担う施設では、医師や先輩、視能訓練士によく指導を受けて、繰り返し練習しましょう。検査の中には、侵襲性が高くて医師が直接実施するものもあります。侵襲のない検査であれば、自分自身で被検者になってみることも大切です。例えば、機器を覗きこんだときに、どんな指標が見えるかなどもよくわかります。

 ## 視力検査

眼科における基本的な検査です。視力には、裸眼視力と、屈折矯正レンズを入れた状態での矯正視力があります。良好な矯正視力が得られない場合は、何らかの疾患の可能性を考えます。

日本で一般的に使われる視力測定の視標がLandolt環です。視力検査では、環の切れ目を分離して認識できる最小の閾値をみています。日本で用いられている小数視力は、切れ目の方向を識別できた最小角度である最小分離角の逆数で表されます。

▼Landolt環

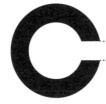

2点が離れていることを見分けられる最小の角度
＝最小分離角

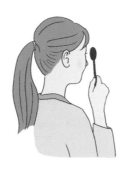 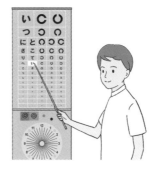

視力検査表

　視力検査表としては5m標準視力表が広く用いられていますが、3mなど省スペースのものや液晶画面のものもあります。近見視力を調べるための近点視力表もあります。視力表や検査室の照度に関しては、推奨されている適切な照度があります。

　具体的な手順は成書に譲りますが、大まかな流れを述べておきます。裸眼視力・矯正視力を片眼ずつ測定しますが、まず後述のオートレフラクトメータで他覚的屈折値を測定し、その結果も参考にして、球面レンズで等価球面度数を合わせ、さらに乱視表やクロスシリンダーと円柱レンズで円柱度数、円柱軸を合わせます。正確な結果を出せるようになるには十分なトレーニングが必要です。

▼視力検査結果の例

```
Vd = 0.08 (1.0 × Sph –3.00D Cyl –1.50D Ax 35)
Vs = 0.1 (0.6p × Sph –3.00D Cyl –1.75D Ax 150)
```

➡読み方に関してはchapter 1を参照

▼視力表と大まかな意味合い

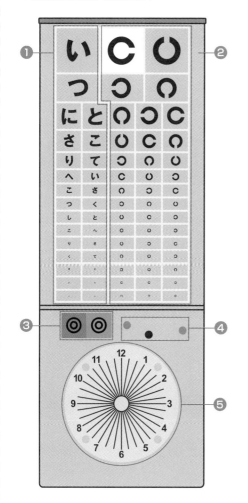

❶**ひらがな視力表**

❷**Landolt環視力表**

※❶❷合わせて「字づまり視力表」

❸**赤緑指標**：赤色と緑色の見え方を尋ねて、コンタクトレンズやメガネの度が合っているかどうか評価する

❹**固視灯**：光が出現している部分をじっと見つめること（固視）ができるか（キョロキョロしないか）評価する

❺**乱視表**：点線の太さが一定に見えない場合は乱視

オートレフラクトメータ（他覚的屈折検査）

　近視、遠視、乱視などの屈折異常を他覚的に定量化できる検査です。球面度数、円柱度数、円柱軸が示されるほか、同時に角膜曲率半径も測定できる機器が多いです（オートレフノケラトメータ）。

　まず他覚的屈折検査を行った上で、その結果を参考値にして、視力検査時に自覚的な屈折値を決定して矯正視力を測定する、という流れで使うことが多いです。検査結果の記載例はchapter 1（➡p.12、13）を参照してください。

▼オートレフラクトメータの形状

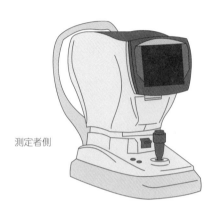

測定者側

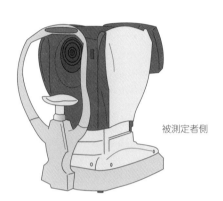

被測定者側

オートレフケラトメータは屈折力を測定する機械

Nurse Note

　オートレフケラトメータには、屈折計（レフラクトメータ）と角膜計（ケラトメータ）の2つの機能がついている。検査がスタートすると、機械をのぞき込んだ患者さんの正面に絵が表示される。絵はぼやけて見えにくい状態（雲霧）になったあと、再びくっきり見えるようになる。絵がぼやけると、人の眼は焦点が合うところを探して遠くにピントを合わせようとする。オートレフケラトメータは、絵がぼやけている短い時間で、眼に光を当てる。反射して返ってきた光から眼の屈折力や角膜の曲率半径を自動的に割り出す。カルテや口頭のやりとりでは「レフケラ」と略されていることも。

眼圧検査

視力検査や後述の細隙灯顕微鏡検査とともに、眼科における最も基本的な検査の1つです。

眼圧計にはいくつか種類がありますが、広く使われているのはGoldmann圧平眼圧計、非接触眼圧計の2つです。ほかに反跳式眼圧計であるiCare®などがあります。

Goldmann圧平眼圧計（**GAT**＊）は最も精度の高い眼圧計です。細隙灯顕微鏡に取り付けて使用し、医師が測定します。点眼麻酔・フルオレセイン染色下で、特殊なプリズムを角膜に接触させて眼圧の値を測定します。

非接触眼圧計（**NCT**＊）は、角膜に空気を噴射して眼圧値を測定します。角膜に接触しないので清潔・簡便に検査でき、スクリーニングにも向いています。Goldmann圧平眼圧計よりも誤差が出やすいため、最低3回測定してその平均を眼圧値とします。

▼Goldmann圧平眼圧計（左）と非接触眼圧計（右）

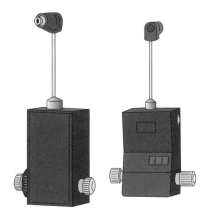
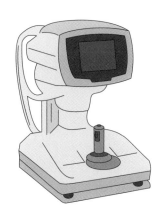

眼圧検査では、眼球の硬さを調べています。眼の中に水がたまりすぎていれば、眼球は硬く、眼圧は高くなります。看護師が検査を担当する場合は非接触眼圧計を用います。非接触眼圧計は、患者さんの見開いた目に勢いよく空気を当てて、空気の跳ね返り方などから眼球の硬さを計算します。患者さんがどうしても目を閉じてしまうときは、看護師が軽く上まぶたを押さえて補助します。測定条件が不良で、測定結果に影響しているかもしれないときは、検査結果の横に注記を書いておきましょう。

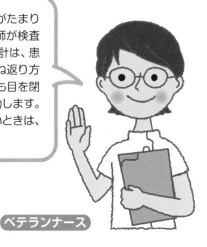

ベテランナース

＊ **GAT** Goldmann Applanation Tonometer の略。
＊ **NCT** Non-Contact Tonometer の略。

視野検査

　正常視野は横長の楕円形で、中心に近いほど感度が高くなります。視野検査は緑内障の診断や進行判定のために極めて重要な検査です。その他、網膜色素変性、視神経に異常を生じる疾患、後頭葉の脳梗塞など、様々な疾患の診断や経過観察に有用です。視野測定には動的視野測定と静的視野測定があります。検査は主に暗室で行われ、それなりの検査時間がかかります。

　動的視野測定は、視野の全体像を把握しやすい検査です。その一方、初期緑内障の細かい変化をとらえることは困難です。機器としてはGoldmann視野計が使われます。精度の高い結果を得るためには熟練した検者が必要です。

　静的視野測定は、初期の緑内障性における視野異常の検出や、緑内障の進行判定に非常に有用な検査です。Humphrey（ハンフリー）視野計、Octopus視野計、imo視野計などがあり、これらの自動視野計はGoldmann視野計に比べると検者の技量をそれほど必要としません。いろいろな測定プログラムが搭載されていますが、緑内障診療のためには閾値検査を行います。視野検査の結果からはいくつかの指標が算出されますが、複数回の視野検査の結果をもとに、視野計や電子カルテのプログラムを用いて緑内障の進行判定を行うことができます。

▼視野検査の結果例（Humphrey自動視野計）

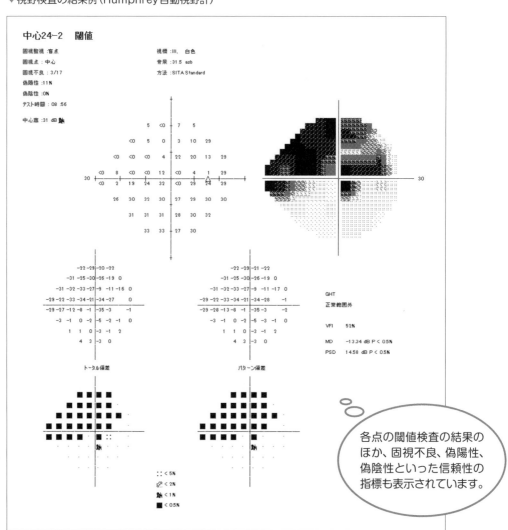

各点の閾値検査の結果のほか、固視不良、偽陽性、偽陰性といった信頼性の指標も表示されています。

▼Humphrey自動視野計

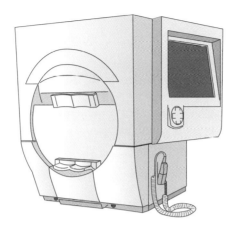

細隙灯顕微鏡検査
（さいげきとう）

　細隙灯顕微鏡（スリットランプ）は、眼科の診察室には必ずある装置で、医師が診察の際に用います。眼球の立体的な観察が可能であり、透明な組織である眼球にスリット光を当てることで、角膜、前房、水晶体などの断面を詳細に観察することができます。スリット光以外にも、観察したいものに合わせて光の幅や軸を変えることで、多彩な観察の仕方ができます。レンズを併用することで、前眼部だけでなく、隅角や後眼部の眼底を観察することもできます。

　フルオレセインで角結膜を染色し、フィルタを通して見ることで、涙液層の動態や角結膜上皮障害を調べることができます。

▼細隙灯顕微鏡検査

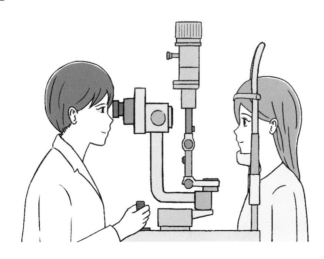

眼底検査

眼底検査では眼の内側を観察します。眼底検査に用いる器具を検眼鏡といいます。検眼鏡には大きく分けて倒像検査用と直像検査用の2種類があります。

よく使用されるのは倒像検眼鏡です。倒像検眼鏡では、拡大率が低いものの、眼底（➡p.18）を広く観察することができます。倒像検眼鏡には、主に手で持つ単眼倒像鏡および頭にかぶる双眼倒像鏡があります。十分な検査を行うためには、あらかじめ散瞳薬で散瞳（➡p.57）しておく必要があります。瞳孔から眼内に照明光を入れ、眼底から返ってくる反射光を、レンズを通して観察します。

細隙灯顕微鏡に前置レンズを併用することで、立体的に高倍率で観察することができます。前置レンズには非接触型のものと接触型のものがあります。

手に持って使えるツールとしては直像検眼鏡もあります。視神経乳頭などを大きく拡大して見られる一方で、観察範囲が狭く、患者さんにかなり接近する必要もあります。

▼倒像検眼鏡と直像検眼鏡による検査

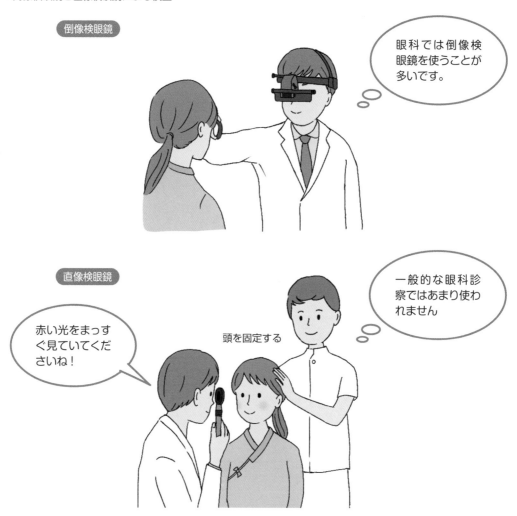

✚ カラー眼底撮影

眼底の状態を客観的に記録することができます。経時的な細かい変化も比較可能になります。健診でも撮影されることが多いです。多くの機種があり、無散瞳でも撮影できるもの、広角眼底撮影できるものなど様々で、得られる画像の特徴も異なります。きれいに撮影するためには十分な訓練が必要です。散瞳する場合は、十分に散瞳するまで待ってから撮影します（➡p.57）。

▼眼底写真の例

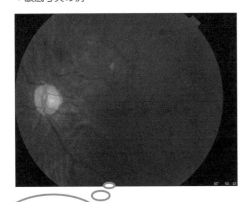

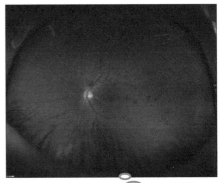

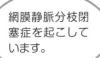

網膜静脈分枝閉塞症を起こしています。

左と同一症例の広角撮影写真です。

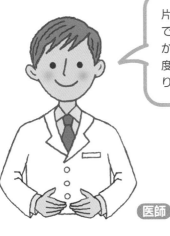

片眼撮影で白内障がある場合、混濁の軽い方で撮影します。両眼撮影では右目を撮影してから左目に移ります。右目を撮影してから一度目を閉じてもらうと、瞳孔が開きやすくなります。

医師

短時間（片目30秒程度）で撮影できるように練習しましょう。患者さんの集中力は時間とともに低下します。時間がかかって涙が撮影の邪魔になるときは、まばたきをしてもらうようにします。

先輩ナース

蛍光眼底造影検査

　網脈絡膜血管の透過性亢進、血管閉塞、血管新生や、網膜色素上皮異常などを観察することができます。蛍光色素であるフルオレセインやインドシアニングリーンを造影剤として使用し、特殊なフィルタを通して光を当て撮影します。フルオレセイン蛍光眼底造影検査では、網膜血管が明瞭に描出され、異常血管からの漏出も確認できます。インドシアニングリーン蛍光眼底造影検査では、脈絡膜血管も観察することができ、また漏出が少ない分、毛細血管瘤などを検出しやすいこともあります。病状などに応じて、一方あるいは両方の造影剤を使います。

　検査の実際や注意点に関しては、日本眼科学会から示されている「眼底血管造影実施基準」が詳しいです。ウェブ上で自由に閲覧できるので、検査に関わる人は読んでおくのがよいでしょう。

　副作用に備えて救急カートやベッドを準備しておく必要があります。アレルギー歴、既往歴はしっかり確認します。フルオレセインは重篤な心疾患、重篤な脳血流障害、肝硬変などでは禁忌となっています。検査は散瞳してから行います。事前に血圧を測定し、あらかじめ静脈を確保しておきます。

　撮影は暗室で行います。造影剤を静注し、10〜15分ほどかけて眼底を何枚も撮影していきます。副作用には十分に備えます。重篤な副作用にアナフィラキシーがあり、起こした場合にはただちに人を集めて救急治療を行う必要があります。また、緊張が強いと迷走神経反射を起こすことがあります。その他、頻度の高い副作用としては一時的な嘔気・嘔吐があります。嘔気や掻痒感などがあればすぐに申告してもらうよう説明しておきます。患者さんの不安を和らげるため、よく行われる検査であること、痛みはないこと、もし副作用が起きても対応できるよう十分に準備していることを説明しておきましょう。

　検査後、皮膚の黄染が数時間、尿の黄染が翌日まで続くので、これらもあらかじめ説明しておきます。

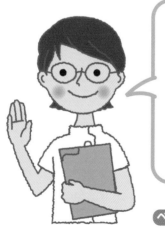

患者さんがあごとひたいを正しい位置に載せて、眼を開いていれば終わる——という点では、他の検査と大きな違いはありません。ただし、検査時間がほかよりも長めなので、患者さんが楽な姿勢で座っていられるように気を配ります。
緊急の対応が必要なアナフィラキシーや迷走神経反射、頻度の高い嘔気に即座に対応できるように備えておきましょう。

ベテランナース

光干渉断層計

　光干渉断層計（**OCT**＊）は、黄斑部などの眼底の構造を断層像として撮影できる機器です。短時間で非侵襲的に撮影することが可能です。近年、急速に進歩・普及している機器で、多くの眼科に置かれるようになっています。後極（眼底の中心部）の網脈絡膜疾患、緑内障などの疾患の診療において非常に有用です。前眼部を撮影するためのOCTもあります。

▼OCT検査結果例①

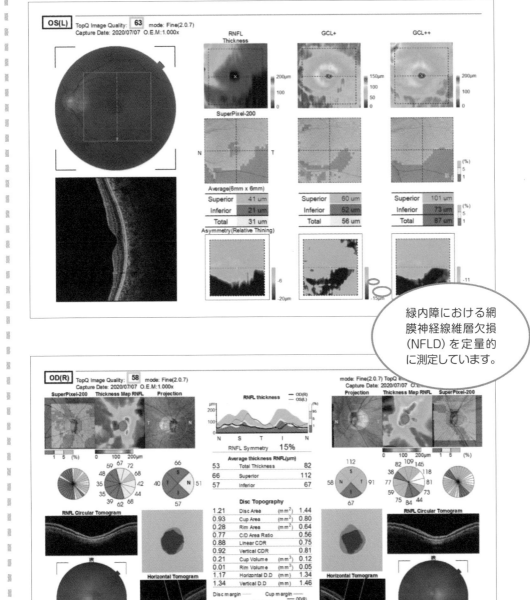

緑内障における網膜神経線維層欠損（NFLD）を定量的に測定しています。

＊**OCT** Optical Coherence Tomographyの略。

▼OCT検査結果例②

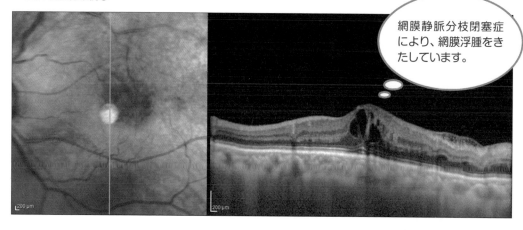

網膜静脈分枝閉塞症により、網膜浮腫をきたしています。

OCTは現代の眼科診療では欠かせない検査になっています。OCTは赤外線を用いた検査で、安全性が高く、薬剤や暗所での実施は必要ありません。主に後極部の網膜や視神経などに関して、通常の眼底検査ではわからない詳細な状態を把握できます。一方で周辺部の撮影は難しく、色の情報（出血の赤色など）もないので、通常の眼底検査やカラー眼底撮影と合わせて判断します。

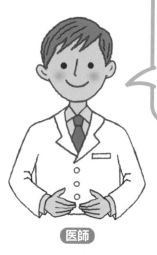

医師

医師は、症状から様々な疾患の可能性を考え、そこから絞り込んで最終的な診断にたどり着きます。看護師は、問診票や患者さんの様子から、医師が診断のために必要とする情報を予測しながら、診察の段取りを整えていきます。聞き覚えのない検査がオーダーされたときはメモしておき、あとでそれがどんな意図で出されたものか尋ねてみましょう。

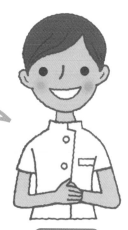

先輩ナース

56

散瞳検査

検眼鏡 (➡p.52) などを用いて瞳孔から眼をのぞき込むと、水晶体や眼底（硝子体、網膜、視神経、血管など）の様子を観察することができます。

ただし、単に眼に光を当てると、瞳孔が小さくなってしまって観察が難しくなります。瞳孔は自律神経によって、明るいところで小さく（縮瞳）、暗いところで大きく（散瞳）なることで、眼に入る光の量を調節しています。

診察室を暗くしても、やはり眼底鏡の光で縮瞳してしまいます。そこで、薬剤を用いて瞳孔を広げてから眼底を観察します。これを散瞳検査といいます。散瞳に用いる薬剤を散瞳薬と呼びます。散瞳薬には、副交感神経を抑える点眼薬と、交感神経を刺激する点眼薬があります。代表的な散瞳薬としてミドリン®P、ミドリン®M、ネオシネジンがあります。

散瞳薬を使用する場合、使用薬剤と点眼時間を記録に残します。

〔記載例〕
両）ミドリンP　9:23
意味「ミドリンPを両眼に9時23分に投与した」

▼散瞳が必要となるケース

・飛蚊症（特に、急に増えた場合）
・強い近視
・変視、歪視（➡p.43）
・眼球・眼瞼や周辺への外傷
・白内障、白内障手術後（➡p.98）
・糖尿病や高血圧などの基礎疾患がある場合

●ミドリン®P

最もよく使われる散瞳薬です。トロピカミドとフェニレフリンという2つの有効成分で強力に散瞳を促します。トロピカミドは副交感神経の働きを抑え（抗コリン作用）、縮瞳をつかさどる筋肉（瞳孔括約筋）を弛緩させます。フェニレフリンは交感神経を刺激することで瞳孔散大筋を収縮させ、散瞳を起こします。

●ミドリン®M・ネオシネジン

狭隅角と診断された患者さんに使用します。隅角が狭い患者さんでは、散瞳薬の作用により隅角が閉塞して、急性緑内障発作が引き起こされることがあるためです。この2剤は、ミドリン®Pに比べると散瞳効果は弱いですが、隅角の狭い患者さんにとってはより安全な選択です。（➡p.81）

いずれの散瞳薬も、十分な効果が得られるのは点眼後30分ほど経ってからです。時間が経過してから、暗くした診察室で眼底を観察します。また、目薬の作用により、点眼後に4〜5時間ほど瞳孔が開いた状態が続きます（個人差があります）。作用が続いている間は、いつもよりまぶしく感じたり、焦点を合わせにくくなったりします。時間とともに回復しますが、薬が効いている間は車の運転や高所の作業は避けるよう指導します。

以前の検査でミドリン®Pに対してアレルギー症状が出た患者さんには、ミドリン®Mを使用します。ミドリン®Pの2種類の成分のうち、アレルギーの原因になっているのはほぼフェニレフリンですので、「トロピカミドのみを成分として含むミドリン®Mを使用する」ということです。

角膜内皮細胞密度検査

内眼手術＊やレーザー虹彩切開術の前後で行う検査です。正常の角膜内皮細胞密度は2500～3000/mm²程度です。手術の影響により角膜内皮細胞が不可逆的に減少する可能性があるのですが、角膜内皮細胞密度が500/mm²程度を下回ると水疱性角膜症になるおそれがあります。水疱性角膜症は、角膜からの水の汲み出しが不十分になり角膜実質・上皮に浮腫を生じた状態で、視力低下、疼痛を起こします。

手術前後以外では、水疱性角膜症や円錐角膜のフォローアップのためにこの検査を行います。また、コンタクトレンズの長期装用者で角膜内皮細胞密度が減少することがあり、コンタクトレンズ処方に際して検査することがあります。

▼角膜内皮細胞密度検査の例

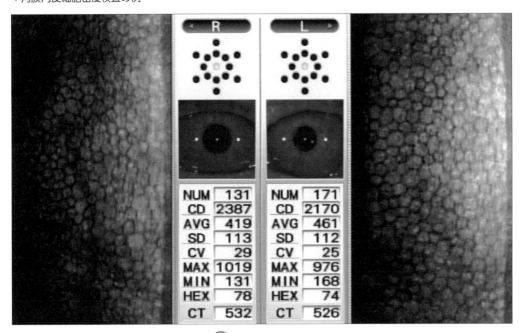

	R		L
NUM	131	NUM	171
CD	2387	CD	2170
AVG	419	AVG	461
SD	113	SD	112
CV	29	CV	25
MAX	1019	MAX	976
MIN	131	MIN	168
HEX	78	HEX	74
CT	532	CT	526

撮影された敷石状の六角形のものが角膜内皮細胞です。いろいろある数字のうち、CD 2387、2170が、右と左の角膜内皮細胞密度を示しています。

角膜内皮細胞は、不要な水分の排出により、角膜の水分量の調節を担っています。

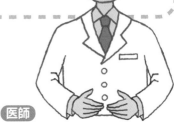

医師

＊**内眼手術**　眼球の手術は大きく2種類に分けられる。角膜や結膜といった眼球の表面に対して行うのが外眼手術、眼球内に操作を加えるのが内眼手術である。内眼手術には、白内障手術、緑内障手術、硝子体手術などがある。

光学的眼軸長測定

　白内障手術の術前検査（➡p.101）として、眼内レンズの度数を決定するために眼軸長測定などを行う必要があります。光学式眼軸長測定装置として、IOL Master®などの装置があります。新しい機種では、眼軸長ほか眼内レンズ度数計算をより正確に行うために必要な様々なパラメータを測定することができ、計算式も多く内蔵されています。

　術前検査として以外にも、近視の診療などの際に行うことがあります。

▼光学的眼軸長測定の検査データ例

眼軸長	前房深度	水晶体厚
23.07mm	**2.79**mm	**4.82**

Post K		Pre Ref Post Ref
Pre K1	S	
Pre K2	C	
	VD	

K1(Φ2.5)	K2(Φ2.5)	乱視軸角度	期待眼屈折力
43.77D	**44.88**D	**80**deg	**-1.00**D

(KI=1.3375)

計算式	SRK/T		SRK/T		SRK/T		SRK/T		フィッティング
メーカー	SANTEN		Kowa		ALCON		HOYA		Immersion
モデル	NX-70		PN6AS Avansee		CNA0T0		XY1		角膜径
レンズ定数	118.90		119.00		119.10		118.90		
パワー	23.12D		23.25D		23.39D		23.12D		mm
	IOL	Ref	IOL	Ref	IOL	Ref	IOL	Ref	
	19.50	1.43	20.00	1.19	20.00	1.27	19.50	1.43	
	20.00	1.11	20.50	0.86	20.50	0.94	20.00	1.11	
	20.50	0.78	21.00	0.53	21.00	0.62	20.50	0.78	
	21.00	0.45	21.50	0.20	21.50	0.29	21.00	0.45	
	21.50	0.11	22.00	-0.14	22.00	-0.05	21.50	0.11	
	22.00	-0.23	22.50	-0.48	22.50	-0.39	22.00	-0.23	
	22.50	-0.57	23.00	-0.82	23.00	-0.73	22.50	-0.57	挿入IOL
	23.00	-0.92	23.50	-1.17	23.50	-1.08	23.00	-0.92	メーカー
	23.50	-1.27	24.00	-1.53	24.00	-1.43	23.50	-1.27	モデル
	24.00	-1.63	24.50	-1.88	24.50	-1.78	24.00	-1.63	屈折力
	24.50	-1.99	25.00	-2.24	25.00	-2.14	24.50	-1.99	
	25.00	-2.35	25.50	-2.61	25.50	-2.50	25.00	-2.35	術後屈折力
	25.50	-2.72	26.00	-2.98	26.00	-2.87	25.50	-2.72	
	26.00	-3.09	26.50	-3.36	26.50	-3.24	26.00	-3.09	
	26.50	-3.47	27.00	-3.73	27.00	-3.62	26.50	-3.47	

涙管通水検査

　涙道閉塞の有無やその部位を推定するための検査で、医師が行います。両眼の目頭の上下に涙点がありますが、先が鈍になっている涙管通水針などを涙点に差し入れ、生理食塩水を涙道に流します。鼻腔に生理食塩水が流れるかどうかで、閉塞の有無を確認します（涙液の流れはp.24、27を参照）。

小児の近視抑制について

　近年、日本だけでなく世界的にみても近視の割合が増加しており、そこには主に環境要因が関わっていると考えられています。近視は緑内障、近視性黄斑症、網膜剥離などの危険因子となるため、近視の増加に伴ってこれらの疾患が増加する可能性も考えられています。

　近視の進行は6、7歳ごろから始まり、高校生くらいの年齢になると緩やかになり、18歳くらいであまり進まなくなります。小児の近視に対して、従来は対症的に眼鏡を処方するだけということが多かったのですが、近年、小児の近視抑制に関してエビデンスのあるものがいくつか出てきています。保険診療ではなかったり家庭での管理が大変だったりして、ハードルが高い部分があるものの、すでに実施している医療機関もあります。近視抑制効果を確認するため、シクロペントラート（サイプレジン®）による調節麻痺下での屈折検査や、光学的眼軸長測定（➡p.59）を定期的に行います。

● オルソケラトロジー

　特殊な形状のハードコンタクトレンズを就寝時に装用することで、角膜中央部の形状を可逆的にフラット化させ、日中は裸眼で過ごせるという治療です。この治療を学童に行うことで近視抑制できるという報告が出てきており、多くの臨床研究で30％以上、最も強いもので60％以上の眼軸長伸長抑制効果が報告されています。保険適用外の治療です。また、家庭での適切なレンズケアを行わないと、重篤な感染症などにより不可逆的な障害を起こす可能性が増します。そのため治療について親子ともに十分に理解して取り組むことが極めて重要です。医師も、眼科専門医である上に講習会を受けて資格を得ることが必要です。もともとの眼の屈折力や形状などによっては処方が難しいことがあります。

● 多焦点ソフトコンタクトレンズ

　様々なデザインの多焦点ソフトコンタクトレンズがあり、現状では長期の効果が不明な部分もありますが、近視抑制効果が報告されています。ソフトコンタクトレンズ（➡p.34）を安全に装用するために、本人の理解、保護者の協力が重要です。

● 低濃度アトロピン点眼

　オルソケラトロジーに比べると劣りますが、低濃度アトロピン点眼（マイオピン®）も、以前から近視抑制効果が報告されています。濃度依存性に近視抑制効果は強くなりますが、高濃度では副作用や中止後のリバウンドが出ます。低濃度の0.01％点眼であればリバウンドはないといわれているものの、近視抑制効果は弱くなります。0.01％点眼は日本では未承認の薬剤になっています。

● 屋外活動など

　過去の疫学研究から、屋外活動が長いほど近視有病割合が低いことがわかっています。また、台湾においては小学生を対象に2時間以上の屋外活動を行うことを推奨し、近視児童の割合を減少させたことが報告されています。日陰でも十分な近視抑制効果が得られることが報告されています。

また、必ずしもエビデンスは高くありませんが、近業時は30cm以上の距離をとる、明るい部屋で作業する、こまめに休憩をはさむ、スマートフォンなどのデジタルデバイスは幼児で1時間以内、学童で2時間以内にする、といった生活習慣もよいかと思います。

小児の視能矯正

ものを見る能力（視能）は、生まれてから8歳ごろまでに、外界からの視覚刺激を受けることによって発達します。弱視や斜視は、感受性の高い時期ほど治療に対する反応がよく、6歳ごろまでには治療を開始することが望ましいと考えられています。軽い斜視や弱視は日常生活の中では気づきにくいケースもあり、3歳以下では検査も困難です。もし健診で異常が見つかったら、放置しないことが大切です。医師が必要と判断した場合には、視能訓練として、両眼視機能を身につける／回復するためのリハビリテーションを行います。早期に斜視・弱視を見つけるため、乳幼児健診、3歳児健診、保育所・幼稚園での眼科健診、就学時健診が行われます。

●斜視

左右の視線が同じ方向に向かない状態です。放置しておくと両眼視機能の発達が弱くなり、注視する方向から同じ目ばかりが外れていると、その目の視力が弱くなる可能性があります。

●弱視

視覚発達の感受性期間において、「斜視」、「遠視や乱視などの屈折異常」、「角膜や水晶体の混濁」といった原因により、器質的に異常のない眼に生じる視力障害です。

●視能訓練

視能訓練には、例えば次のようなものがあります。
- **健眼遮蔽法**：視力や固視（1つのものに注意を集中して見る能力）のよいほうの眼を隠し、患眼のみに刺激を与えて視力の増強を図る。
- **輻湊訓練**：外に向きやすくなっている目を内に寄せる訓練。30cm程度の紙を二つ折りにして、真ん中に1列にシールを貼る。遠くから順に、それぞれのシールが1つに見えるように見つめる。
- **固視訓練**（赤えんぴつ法）：ぬり絵などの輪郭を赤鉛筆でなぞる。固視の維持を図る。

そのほかにも、障害の内容に合わせて様々な訓練方法が開発されてきました。いずれも、幼い子どもたちが楽しく実施できるよう、視能訓練士や業界団体が工夫を凝らしています。

レーシック（LASIK）とICL（眼内コンタクトレンズ）

　視力を回復する手術としてよく行われているものに、レーシック（LASIK）とICL（眼内コンタクトレンズ）があります。全額自己負担の自由診療で実施されます。技術力を宣伝する医療施設はたくさんありますが、その中から、基本的な衛生管理・術後管理が行き届いている施設を見極めることが大切です。レーシックなどの屈折矯正手術が向かない人もいますので、適応は慎重に判断します。

● レーシック（LASIK）

　レーザーで角膜を薄く削ることにより、近視・遠視や乱視を矯正します。両眼で10分ほどの施術であり、痛みも少なく、98％以上の人が1.0以上の視力に回復するとされています。この20年で急速に普及し、年間数十万件の施術が行われています。10万～40万円程度で受けられて、コンタクトレンズを通年使用するよりも安価で手間いらずだとされています。目を酷使するなど、生活環境によっては近視が戻ってしまうことがあります。近視が強い場合や角膜が薄い場合は施術できません。

● ICL（眼内コンタクトレンズ）

　ソフトコンタクトレンズのようなレンズを虹彩の後ろに挿入することで、近視・乱視を矯正します。治療費は40万～100万円と高額になりますが、レーシックよりもクリアな見え方になるといわれています。見え方に違和感がある、調節したい、といった場合は取り出すことができます。術後、白内障になる症例がごくまれに報告されています。

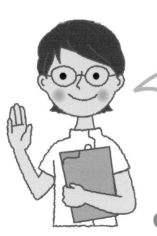

過去には、手術器具の滅菌をせずに使いまわしていた医療施設で感染症が多発し、多くの患者さんに障害が残ったケースが報告されています。安いからといって、どこで受けてもいい手術ではありません。うまくいかなかったとしても、自院以外の施設で合併症が生じた患者の診療を引き受ける医療機関はまれです。どの医療施設で受けるのか、即決せず慎重に検討する必要があります。

ベテランナース

chapter 5

眼科疾患とその治療

眼科の疾患とその治療の概略を理解して、
患者さんがスムーズに診療を受けられるようにサポートしましょう。

麦粒腫・霰粒腫

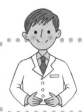

日常的に遭遇する疾患です。幼児から高齢者まで幅広い年齢層でみられます。

✚ 麦粒腫・霰粒腫とは

麦粒腫は、細菌感染による眼瞼の急性化膿性炎症です。眼瞼には汗や脂の分泌腺がありますが、睫毛の毛嚢部のツァイス腺やモル腺（➡ p.27）に生じたものを外麦粒腫、内側のマイボーム腺に生じたものを内麦粒腫といいます。

霰粒腫は、マイボーム腺の梗塞による眼瞼の慢性肉芽腫性炎症です。無菌性の炎症で、眼瞼内に球状の腫瘤を生じ、痛みや発赤はありません。麦粒腫のような急性炎症に引き続いて生じることもあり、この場合は自覚痛、圧痛、発赤、腫脹がみられ、急性霰粒腫と呼ばれます。

✚ 症状は？

麦粒腫や急性霰粒腫のような急性化膿性炎症の場合、眼瞼の一部に自発痛、圧痛、腫脹、発赤を認めます。

麦粒腫は上記の所見を認めるほか、皮膚や結膜に膿点を認めたり、マイボーム腺開口部からの排膿を認めたりすることもあります。

霰粒腫の場合、眼瞼内に球状のしこりを触れ、痛みや発赤はありません。

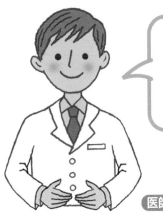

花粉症などの痒みで目を強くこすったり、汚れたコンタクトレンズを装用したりして小傷がつくことが、感染の引き金になります。起因菌が常在菌なので、他の人にはうつりません。若い人もかかりやすい病気です。

医師

原因は?

　麦粒腫の起炎菌は主に黄色ブドウ球菌、表皮ブドウ球菌です。霰粒腫では、梗塞して貯留した脂肪に対する炎症反応が起こります。Demodexというダニの一種が関わっていることもあります。

検査・診断は?

　高齢者の霰粒腫の場合、マイボーム腺癌との鑑別のため、摘出して病理検査を行うこともあります。

治療法は?

　排膿を促進するために温罨法 (➡p.108) や眼瞼清拭 (➡p.109) を行います。

　麦粒腫は抗菌薬による治療を行います。点眼薬や眼軟膏のほか、状態によっては経口第一世代セフェム薬内服などの全身投与も行います。膿点を穿刺排膿したり、マイボーム腺開口部から圧出排膿したりすることもあります。多くは保存的治療に反応して軽快しますが、中には眼窩蜂窩織炎に発展するようなこともありますので注意します。改善に乏しいときは切開排膿することもあります。急性化膿性炎症がおさまったのちに霰粒腫が残る場合にはその治療を行います。

　霰粒腫に関しては、小さなものは温罨法や眼瞼清拭を行いながら経過観察します。ステロイド点眼や眼軟膏を使用する場合は、眼圧上昇などの副作用に注意しながらフォローします。抗菌薬を使用することもあります。より積極的な治療としては、ステロイド注射や外科的切除があります。ステロイド注射では、結膜側からトリアムシノロンアセトニド (マキュエイド®) などを病巣内に注射します。外科的切除では、結膜側または皮膚側から切開・掻爬します。切除した検体は、特に高齢者では病理検査にまわすことが望ましいです。

> 眼帯をして帰宅してもらうことがあります。見え方がいつもどおりではなくなるので、自動車・バイク・自転車で来院しないよう説明します。

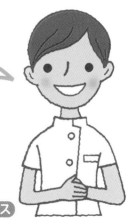

先輩ナース

アデノウイルス結膜炎

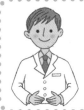
感染予防が極めて重要な疾患です。強い充血の人が来院したら、アデノウイルス結膜炎の可能性を考えて、速やかに医師やベテランナースに相談して対応しましょう。いつ来院しても的確に対応できるように、院内での感染予防対策、院外での対応法の指導について、しっかり押さえておきましょう。

アデノウイルス結膜炎とは

アデノウイルス感染による急性結膜炎です。臨床的な診断としては、結膜炎症状の強い流行性角結膜炎（EKC＊）と、結膜炎は比較的軽く咽頭痛や発熱など全身症状が強く出る咽頭結膜熱（PCF＊）の2タイプがあります。結膜炎の原因となるアデノウイルスはD種に属する8、19、37、53、54、56型、E種に属する4型、B種に属する3、7、11型などがありますが、血清型により臨床像が異なり、D種の8、19、37型などは重症の結膜炎であるEKCを起こす一方で眼外症状は少なく、B種の3型はPCFや夏風邪の原因になります。

手指などを介した接触により感染し、感染性が強く、家庭内や院内で感染が広まる可能性もあるので、感染対策が重要です。咽頭結膜熱はプール熱とも呼ばれるとおり、プールで感染が広まることもあります。流行性角結膜炎と咽頭結膜熱は、急性出血性結膜炎とともに感染症法で5類の定点把握対象に指定されており、全国でどのくらい発生したのか調査集計されています。季節性があり、8月に発症のピークとなります。

アデノウイルスによる感染症には、咽頭結膜熱（プール熱）と流行性角結膜炎があります。咽頭結膜熱は、結膜炎のほかに、発熱とのどの痛みを合併します。感染性が強く、登校や通勤に制限が必要な場合があります。

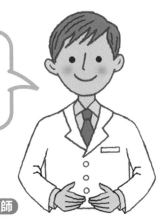
医師

＊ EKC　Epidemic KeratoConjunctivitisの略。
＊ PCF　PharyngoConjunctival Feverの略。

症状は?

　1〜2週間の潜伏期のあと片眼に急性に発症し、しばしば少し遅れてもう片眼にも発症して両眼性となります。家庭内で感染が広まっていることも多いです。中等度以上の結膜炎を認め、強い充血、多量の漿液性眼脂、流涙、異物感を呈します。3型や4型では、咽頭痛などの眼外症状を示す割合が増加します。充血は2〜3週間続きます。免疫により局所の防御機構が完成すると、自然に結膜炎が軽快します。

検査・診断は?

　通常、臨床所見と迅速診断キットの結果から診断を行います。

　迅速診断キットは、アデノウイルス抗原を同定することができます。血清型を区別することはできません。特異度（病気がある群での陽性率）は100%である一方、感度（病気のない群での陰性率）は70%程度になります。つまり、迅速診断キットで陽性になればアデノウイルス結膜炎と確定診断することができますが、陰性になった場合にはアデノウイルス結膜炎でないとは限りません。PCR法によるアデノウイルスDNAの検出を行えば、血清型を含むアデノウイルスの正確な特定を行えます。

　アデノウイルス結膜炎の流行時は特に警戒が必要です。臨床経過も重要であり、家族にアデノウイルス結膜炎の患者がいるかどうかも診断の上で重要な情報になります。臨床所見としては、重症な急性濾胞性結膜炎を示します。偽膜や眼瞼結膜の小出血点を認めることもあり、小出血点は比較的特徴的な所見とされます。病初期には耳前リンパ節の腫脹・圧痛も出現します。病後期になると多発性角膜上皮下浸潤を生じることもあり、アデノウイルス抗原に対する遅延型過敏反応で、アデノウイルス結膜炎重症型の特徴的な所見です。

　鑑別疾患としては、細菌、単純ヘルペスウイルス、クラミジア、アレルギーによる結膜炎などがあります。古典的なEKCの臨床診断としては、重症な急性濾胞性結膜炎、角膜点状上皮下混濁、耳前リンパ節腫脹・圧痛がありますが、これら3つがそろうことは少なく、一方で臨床的にEKCと診断された症例の一部にヘルペスやクラミジアが含まれていることもあり得ます。

迅速診断キットの検体採取について

　検体を十分にとることが重要なので、滅菌綿棒で眼瞼結膜を十分に擦過します。点眼麻酔をしても痛みがあるので、事前に患者さんによく説明しましょう。点眼麻酔の際も、点眼瓶が睫毛などに触れて汚染されないように注意します。

▼結膜からの検体採取

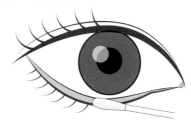

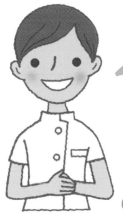

暴れると角膜を傷つけてしまいかねません。聞き分けのよい小児でも、よく説明した上でしっかりと抑制します。医師が綿棒を操作する際に、「眼のはじっこ、こちょこちょするね」などと声をかけます。

先輩ナース

治療法は?

有用な抗ウイルス薬点眼は存在しません。混合感染や二次感染の可能性があれば抗菌薬点眼を処方します。副腎皮質ステロイド点眼については、過剰に使用するとウイルスの増殖を助長する可能性もありますが、偽膜形成や糸状角膜炎を生じているような場合には、症状を早期に緩和させることができます。**偽膜***を形成しているような重症例では偽膜の処理が必要になります。

のちに生じてくる**多発性角膜上皮下浸潤***は副腎皮質ステロイド点眼で抑制しますが、中止後の再発に注意が必要です。

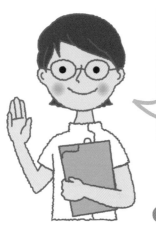

アデノウイルス感染症は、学校保健安全法で学校感染症に指定されています。診断を受けたお子さんがいたら、保護者に治癒証明書の取り扱い(金額や受診時期)について伝えておきましょう。
咽頭結膜熱は、主要症状が消退したのち2日を経過するまで出席停止です。流行性角結膜炎は、眼症状が軽減してからも感染力の残る場合があります。医師により感染のおそれがないと認められれば出席できます。

ベテランナース

***偽膜** 炎症をきっかけに、まぶたの奥に、本来はなかった膜が形成されてしまった状態。偽膜は角膜を傷つけたり、点眼薬の効果を妨げたりすることがある。
***角膜上皮下浸潤** 角膜の表面の炎症が角膜実質に及び、角膜が濁ること。混濁が瞳孔に及ぶと視力障害を引き起こすことがある。

感染対策は？

　院内感染が蔓延すると病棟閉鎖を余儀なくされるようなこともあり、診療に重大な影響が出ます。感染を防止することが極めて重要です。

　最も重要なのは、医療従事者や患者の手指を介する経路です。手指衛生の徹底は基本的な感染対策です。汚染された点眼瓶も感染の原因になるので、多数の患者さんに使用する処置用点眼薬に関しては、点眼時に睫毛に触れないようにする、頻繁に新しいものに交換する、といった適切な使い方を心がけましょう。

　アデノウイルスは、プラスチック表面、金属表面、布などで長期間生存しているという報告もあります。眼科検査器具など、患者さんの直接触れる部分の消毒は特に重要です。消毒の際に患者さんが不快に感じないよう、必要性をしっかり説明します。消毒薬も有効なものと無効なものがあります。各施設で適切な消毒法を確認しておきましょう。

　診察もなるべく時間的・空間的に他の人の診察と分けるようにします。例えば、再診時は診察時間帯の終わり近くに来院してもらう、専用の診察台で診察する、などです。

　家庭内、学校、職場での感染を防ぐため、患者さんによく説明することが必要になります。ウイルスの抵抗性、感染力が強いこと、眼脂や涙液に多くのウイルスが存在すること、手指などを介する接触感染であることを説明します。手をよく洗い、タオルなどを共有せず、眼をこすらないようにしてもらいます。学校保健安全法において、流行性角結膜炎にかかった場合、病状により学校医その他の医師において感染のおそれがないと認めるまで出席停止となります。咽頭結膜熱は、主要症状が消退したのち2日を経過するまで出席停止となります。職場でも感染が広がる可能性があるので、大人の場合も出勤可能かどうかを職場で相談してもらいます。

家庭での感染拡大予防が大切　Nurse Note

　アデノウイルスは感染性が強いので、家庭内でも飛沫感染・接触感染に注意が必要。タオルやティッシュボックスを共有しないよう指導する。

　目の違和感が強いために、乳幼児では目をこすりすぎて細菌感染を併発してしまうことがある。手はこまめに消毒し、爪を短く保つ。

アレルギー性結膜疾患

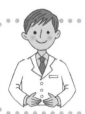 特に花粉症の時期には多くの患者さんが受診します。点眼薬を処方するだけでなく、抗原の回避・除去のためのセルフケアについて説明するとよりよいです。

アレルギー性結膜疾患とは

「アレルギー性結膜疾患診療ガイドライン（第3版）」によれば、アレルギー性結膜疾患は「Ⅰ型アレルギー反応を主体とした結膜の炎症性疾患であり、抗原により惹起される自覚症状・他覚所見を伴うもの」と定義されます。

アレルギー性結膜疾患は、アレルギー性結膜炎、アトピー性皮膚炎に伴うアトピー性角結膜炎、幼少期に発症する重症アレルギー性結膜疾患で増殖性変化を有し角膜病変を併発し得る春季カタル、コンタクトレンズなどの機械的刺激による巨大乳頭結膜炎に分類されます。さらにアレルギー性結膜炎は、スギ、ヒノキ、イネ科植物などの花粉抗原によることが多い季節性アレルギー性結膜炎、ハウスダストやダニ抗原など複数の抗原感作による通年性アレルギー性結膜炎に分類されます。また、結膜疾患ではありませんが、アレルギー性眼瞼炎としてアトピー性眼瞼炎、花粉眼瞼炎があります。

▼「アレルギーで目が痒い！」疾患のいろいろ

アレルギー性結膜疾患	アレルギー性結膜炎	季節性アレルギー性結膜炎
		通年性アレルギー性結膜炎
	アトピー性角結膜炎	
	春季カタル	
	巨大乳頭結膜炎	
アレルギー性眼瞼炎	アトピー性眼瞼炎	
	花粉眼瞼炎	

症状は?

　搔痒感・異物感、流涙、眼脂などの症状が出ま**す。強い痒みは特異性の高い症状**ですが、他疾患でも軽度の痒みは生じ得ます。

▼アレルギー性結膜疾患の主な症状

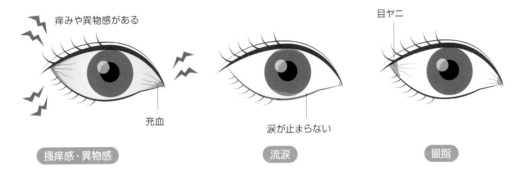

痒みや異物感がある

充血

搔痒感・異物感

涙が止まらない

流涙

目ヤニ

眼脂

眼科の器械

　眼科の処置で使う器械を覚えることで、処置の介助をスムーズに行えるようになります。鑷子(せっし)、鋭匙(えい)(ひ)、ドリルなど毎日の処置で使った器械を思い出し、用途をメモしておきましょう。ここでは、よく使われる器械として睫毛鑷子を紹介します。

● 睫毛鑷子

　睫毛などの細かいものを的確にとらえるためのピンセットです。逆さまつげや異物を根元から除去できます。先端にギザギザ・ザラザラが刻まれたものや、先端が鉤状(かぎ)に曲がったものなど、様々なタイプがあります。

▼睫毛鑷子の例

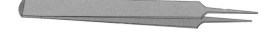

検査・診断は?

特有な臨床症状があれば臨床診断は可能ですが、確定診断のためには、結膜でのⅠ型アレルギー反応の証明(結膜擦過物のスメア〈細胞診〉による好酸球陽性)や、Ⅰ型アレルギー素因の証明(血清抗原特異的IgE抗体、皮膚反応、涙液中総IgE抗体)が必要になります。

眼搔痒感をはじめとする自覚症状のほか、臨床症状としては、結膜浮腫、結膜濾胞、乳頭増殖、結膜充血などの他覚所見を認めます。春季カタルでは上眼瞼結膜や輪部結膜の増殖性変化(巨大乳頭、輪部増殖)や、重症例では角膜病変(シールド潰瘍など)を認めます。

治療法は?

治療は薬物治療が中心になります。第一選択は抗アレルギー薬の点眼になります。抗アレルギー点眼薬には、オロパタジン塩酸塩やエピナスチン塩酸塩などのヒスタミンH1受容体拮抗薬のほか、メディエーター遊離抑制薬もあります。アレルギー性鼻炎の合併などがあれば、抗アレルギー薬の内服を行うこともあります。抗アレルギー点眼薬だけで効果不十分な場合にはステロイド点眼薬を併用しますが、眼圧上昇、感染誘発、白内障といった副作用に注意が必要で、特に小児では眼圧が上がりやすく十分な注意が必要です。春季カタルでは、抗アレルギー薬に免疫抑制点眼薬(シクロスポリン、タクロリムス)を併用します。アトピー性角結膜炎、アトピー性眼瞼炎では、合併する感染の治療、炎症の抑制、スキンケアを、皮膚科医と連携して行います。

セルフケアとして、環境を整えることで抗原の回避・除去を行います。

ダニに関しては、室内ダニの虫体や排泄物の除去のため、電気掃除機や空気清浄機で室内を清潔にし、換気を行い、室温20度以下、湿度50%以下に保ちます。寝具も天日干しを行い、電気掃除機で表面からダニを除去します。

花粉に関しては、飛散情報をよくチェックし、外出時に防御用のメガネを使用する、帰宅時に防腐剤フリーの人工涙液で洗眼するなどします。花粉を室内になるべく持ち込まないようにし、帰宅時には洗顔やうがい、鼻をかむようにします。また、こまめに掃除をするようにします。

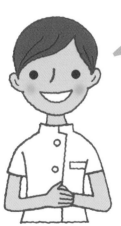

ステロイド点眼の使用中は、眼圧が上昇する可能性があります。特に小児では眼圧が上がりやすく、十分な注意が必要です。眼圧のフォローのため、必ずこまめに受診してもらうようにしましょう(➡p.77:緑内障)。

先輩ナース

ドライアイ

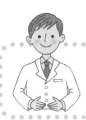

時代とともに病態の理解が進んでドライアイの定義も変わり、点眼薬の種類も増えて、よりきめ細かい治療ができるようになってきています。

ドライアイとは

ドライアイの定義は時代とともに変化していますが、日本で2016年に示されたドライアイの定義と診断基準では、ドライアイは「**様々な要因により涙液層の安定性が低下する疾患であり、眼不快感や視機能異常を生じ、眼表面の障害を伴うことがある**」と定義されています。

涙液量の減少、眼表面上皮の**水濡れ性低下**、**涙液蒸発量の亢進**といった要因が、**開瞼維持時の涙液層の不安定化**を引き起こします。

また、**瞬目時の摩擦亢進**もドライアイの病態に大きく関わる要素です。瞬目時には眼瞼結膜上皮と眼球表面上皮との間に摩擦が働きます。涙液は乾燥を防ぐだけでなく、潤滑剤として過剰な摩擦を防ぐ働きも持っていますので、涙液(➡ p.24、25、27)の水分量やムチンの減少が摩擦亢進を引き起こします。

近年、ドライアイの病態生理としては、上流の様々なリスクファクターによって、**開瞼維持時の「涙液層の安定性低下」という悪循環**と、**瞬目時の「摩擦亢進」という悪循環**が生じる、といったメカニズムが考えられています。さらに、結果として生じた**炎症**が上皮障害を助長すると考えられています。

ドライアイの有病割合は定義によっても異なりますが、日本の疫学研究であるKoumi Studyでは、男性12.5%、女性21.6%です。女性に多く、加齢が危険因子になります。喫煙、そしてパソコンなどでの長時間の**VDT** * 作業は、ドライアイ発症の危険因子となります。

＊ **VDT**　Visual Display Terminalsの略。

症状は?

ドライアイでは図のような症状が出ます。

▼ドライアイの主な症状

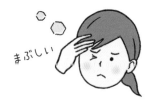

まぶしい

まぶしさ

なんか
ゴロゴロする

眼がゴロゴロする

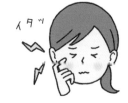

イタッ

眼の痛み

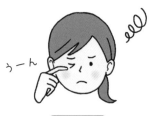

うーん

眼のかすみ

つらい

見づらさ

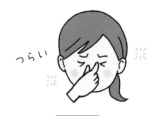

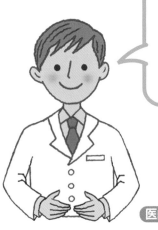

涙は、蒸発する一方で新たに分泌されるというサイクルのバランスで、一定の量に保たれています。涙は、まばたきすることで目の表面にいきわたり、目を潤しています。パソコンやスマホをじっと見ていると、まばたきの回数が少なくなります。まばたきが少ないと、目の表面に十分な水分がいきわたらなくなり、乾燥してしまいます。

医師

原因は?

ドライアイは病因別に「涙液減少型」と「蒸発亢進型」に分類されていますが、近年はこれらに加えて、角膜上皮の水濡れ性が低下する「水濡れ性低下型」が提唱されています。

涙液減少型ドライアイをきたす原因として代表的な疾患が**シェーグレン症候群***です。

蒸発亢進型ドライアイの原因としては、マイボーム腺機能不全（**MGD***）などがあります。マイボーム腺由来の油脂が涙液の油層を主に構成しています。

水濡れ性低下型では、眼表面の水の付着しやすさが低下しており、ムチン（涙液液層中の分泌型ムチンおよび角結膜表層上皮細胞の表面の膜型ムチン）が関連しているといわれています。

▼ドライアイの分類

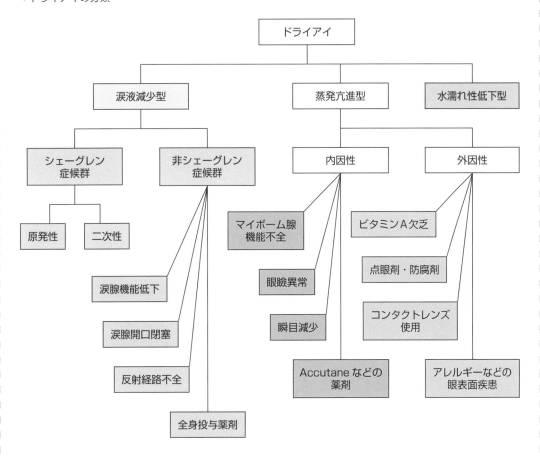

出典：ドライアイ研究会診療ガイドライン作成委員会、ドライアイ診療ガイドラインより一部改変

---

* **シェーグレン症候群**　涙や唾液の分泌が障害される全身性の自己免疫疾患。40〜60歳代の女性に多い。
* **MGD**　Meibomian Gland Dysfunctionの略。

検査・診断は?

わが国で2016年に示された診断基準では、「(下記の)①および②を有するものをドライアイとする」とされています。

> ①眼不快感・視機能異常などの自覚症状
> ②BUT 5秒以下

BUTとは涙液層破壊時間 (tear film break-up time) のことで (→ p.11)、涙液層の安定性の低下を反映します。BUTの測定方法ですが、フルオレセイン試験紙などで涙液貯留量を変化させないようにフルオレセインを眼表面に投与し、細隙灯顕微鏡検査で涙液層破壊 (break-up) の時間やパターンを観察します。

治療法は?

軽症では、生活習慣・環境の変更についての指導、ドライアイの原因になる薬剤があればその中止、人口涙液点眼、眼瞼縁の清拭を指導します。これで改善がみられなければ、発症メカニズムに基づいた治療を追加します。涙液層の破壊パターンなどから涙液層の安定性低下の原因を推測し、眼表面の不足成分を補う治療などを行います。

点眼薬としては、ジクアホソルナトリウム (ジクアス®)、レバミピド (ムコスタ®)、ヒアルロン酸ナトリウム (ヒアレイン®) が代表的な治療薬で

す。人工涙液としてソフトサンティア®などが市販されています。炎症に対してフルオロメトロンなどのステロイド点眼が処方されることもあります。シェーグレン症候群などで重症の涙液分泌減少があれば、涙点プラグも使用されます。マイボーム腺機能不全に対しては、温罨法や眼瞼清拭の指導が行われます (→ p.108、109)。

ドライアイの原因は多岐にわたり、治療で完治するわけではないため、病状に応じて治療を継続します。

▼眼表面の層別治療

	治療対象	眼局所治療
	油層	温罨法、眼瞼清拭 少量眼軟膏、ある種のOTC ジクアホソルナトリウム*
液層	水分	人工涙液、涙点プラグ ヒアルロン酸ナトリウム ジクアホソルナトリウム
	分泌型ムチン	ジクアホソルナトリウム レバミピド
上皮	膜型ムチン	ジクアホソルナトリウム レバミピド
	上皮細胞(杯細胞)	自己血清 (レバミピド)
	眼表面炎症	ステロイド レバミピド**

＊ジクアホソルナトリウムは、脂質分泌や水分分泌を介した油層伸展促進により涙液油層機能を高める可能性がある
＊＊レバミピドは、抗炎症作用によりドライアイの眼表面炎症を抑える可能性がある

出典:ドライアイ研究会診療ガイドライン作成委員会、ドライアイ診療ガイドライン

緑内障

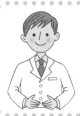

早期には自覚症状がないのですが、早めに治療を開始することによって視力予後を改善することができます。点眼治療を長く継続する必要があるため、病気について患者さんによく理解してもらい、アドヒアランスを高めることが大事です。

緑内障とは

　緑内障は、日本での失明原因の上位となる重要な疾患です。日本の疫学研究である多治見スタディでは、40歳以上における緑内障の有病割合は5.0%でした。

　「緑内障診療ガイドライン（第5版）」では、「**緑内障は、視神経と視野に特徴的変化を有し、通常、眼圧を十分に下降させることにより視神経障害を改善もしくは抑制しうる眼の機能的構造的異常を特徴とする疾患である**」と定義されています。緑内障の視神経障害および視野障害は、大部分は慢性の進行性で、基本的に不可逆的ですが、初期には自覚症状がないため、早期発見・介入による進行阻止が重要になります。健診で指摘されることも多いです。

　緑内障は**眼圧上昇の要因**により分類されます。他の疾患によるものでない**原発緑内障**、他の眼疾患・全身疾患・薬物使用が原因となる**続発緑内障**、胎生期の隅角発育異常や他の疾患・要因により小児期に眼圧上昇をきたす**小児緑内障**などです。

　原発緑内障は隅角所見（→p.24）により分類され、**原発開放隅角緑内障（広義）（POAG**＊）と**原発閉塞隅角緑内障（PACG**＊）に大別されます。さらに原発開放隅角緑内障（広義）のうち、眼圧が正常値（日本人において20mmHg以下）にとどまるものを**正常眼圧緑内障（NTG**＊）といいます。

　原発閉塞隅角緑内障は急性に発症することがあり（急性緑内障発作）、眼圧が著しく上昇し、救急の対応が必要になります。

　眼圧が正常上限を超えていながら、視神経、視野に異常がないものを**高眼圧症**といいます。

＊ **POAG**　Primary Open Angle Glaucomaの略。
＊ **PACG**　Primary Angle Closure Glaucomaの略。
＊ **NTG**　Normal Tension Glaucomaの略。

症状は？

初期には視野異常があっても自覚がないことが多いです。視野異常を自覚するような状態であれば、多くの場合、すでに視神経障害・視野障害が大きく進行しています。

急性緑内障発作など、眼圧が急激・著明に上昇する場合は、眼痛、頭痛、霧視、充血などをきたします。

原因は？

原発開放隅角緑内障の危険因子には、眼圧が高い、眼圧の変動が大きい、高齢、家族歴、糖尿病などがあります。眼圧は発症にも進行にも関わる最も大きな要素ですが、一方でわが国では、治療開始前のベースライン眼圧が基準範囲内である正常眼圧緑内障が全体の7割を占めています。

原発閉塞隅角緑内障は、遺伝的背景や加齢による前眼部形態の変化などで引き起こされます。加齢変化での水晶体厚の増大も、隅角閉塞に影響します。

続発緑内障の原因としては、落屑（らくせつ）、ぶどう膜炎、副腎皮質ステロイドの投与などがあります。また、血管新生緑内障は糖尿病網膜症や網膜中心静脈閉塞症によって起こります。

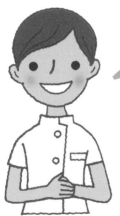

薬剤によって緑内障が引き起こされる場合があります（➡ p.84）。医師が関連する薬剤の有無をチェックできるように、外来・入院時には必ずお薬手帳を持ってきてもらいましょう。

先輩ナース

検査・診断は？

　細隙灯顕微鏡検査、眼圧検査、**隅角鏡検査**＊、眼底検査、視野検査、光干渉断層計（**OCT**＊）などを行います。眼圧検査や視野検査は、緑内障の診断だけでなく経過観察のためにも重要な検査です。

▼緑内障の検査結果の例①

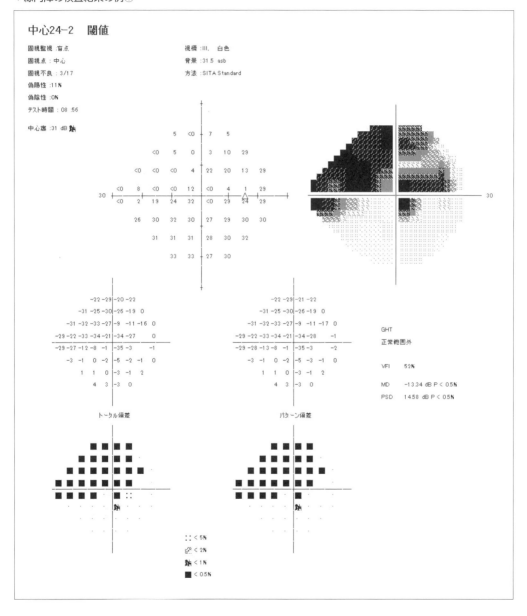

＊**隅角鏡検査**　隅角鏡と呼ばれるレンズを角膜に接触させて隅角を観察する検査。点眼麻酔・角膜保護剤を使って行う。検査中、患者は眼球の圧迫を感じることがある。隅角検査ともいう。

＊**OCT**　Optical Coherence Tomographyの略。

▼緑内障の検査結果の例②

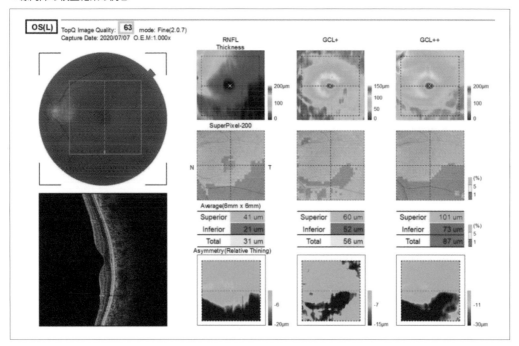

前ページの図と上図から、視神経乳頭の下方の
リム（辺縁）の菲薄化、下方の網膜神経線維層欠
損（**NFLD**＊）があり、それに対応して上方優位
の視野障害が認められます。検査結果を読める
ようになる必要はありませんが、このような検
査結果が出ることを知っておきましょう。

医師

＊ NFLD　Nerve Fiber Layer Defect の略。

緑内障患者への散瞳薬の指示

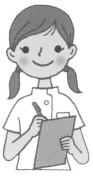

緑内障の疑いがあるときは、散瞳して丁寧に眼底を診察する必要があります（➡p.57）。

一方、散瞳薬は緑内障を悪化させる場合がある、と聞いたことがある人もいるでしょう。緑内障の人に散瞳薬の指示が出ている場合は、どう考えたらいいのでしょうか。

緑内障の患者さんに散瞳薬の指示がありました。緑内障が悪化しないでしょうか。

新人ナース

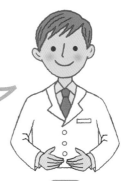

散瞳薬を投与するかどうかは、緑内障の有無ではなく、開放隅角か閉塞隅角（隅角が狭い、前房が浅い）かで判断しています。

医師

散瞳薬のネオシネジン、ミドリンP、ミドリンMはどう使い分けているのですか？

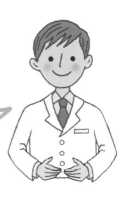

一般的にはミドリンPを用います。ミドリンPは瞳孔の筋肉を2種類の薬効でしっかり作用させられるので、診察がしやすいからです。隅角が狭い場合、ネオシネジンやミドリンMで散瞳指示が出ることがあります。ミドリンPでアレルギーが出たことがある場合、ミドリンMを使用します（➡p.57）。

ミドリンPが指示されているケースで、次のような場合は、念のため医師に知らせて内容をもう一度見てもらうことがあります。

・直近の処置ではネオシネジンやミドリンMを使用していた
・ミドリンPアレルギーや狭隅角のために、カルテ内にミドリンP禁忌の記載がある

ベテランナース

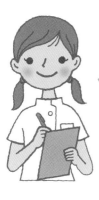

治療法は？

　エビデンスに基づいた唯一確実な治療法は眼圧下降であり、病型や病期にかかわらず進行を抑制することができます。無治療時の眼圧などのベースライン状態を把握した上で、治療の目標眼圧を設定します。必要最低限の薬剤で十分な効果を得るため、眼圧下降点眼は単剤から開始し、不十分なら多剤併用を行います。定期的な視野検査により進行の程度などをみて、目標眼圧も適宜見直します。点眼治療だけでは不十分な場合には、レーザー治療や手術治療を考慮することになります。

　眼圧上昇の原因が治療可能な場合には、その治療を行います。例えば、ステロイド緑内障に対してステロイド投与を中止する、原発閉塞隅角緑内障に対して水晶体摘出を行う、などがあります。

▼緑内障の治療（眼圧下降治療）

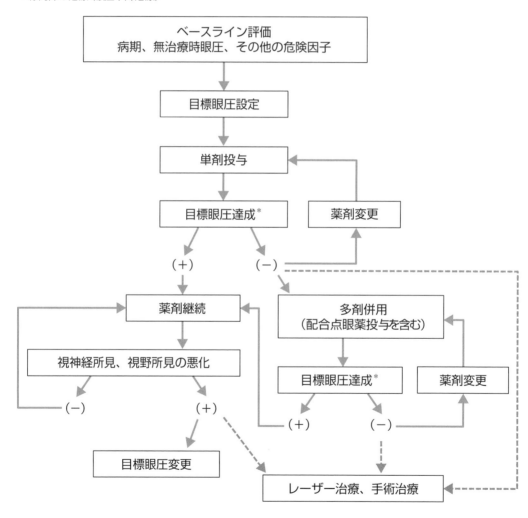

＊副作用やアドヒアランスも配慮する

出典：日本緑内障学会緑内障診療ガイドライン改訂委員会、緑内障診療ガイドライン〔第5版〕

緑内障治療薬

　眼圧下降作用を持つ緑内障治療点眼薬には多くの種類があり、単剤ないし多剤併用で治療を行います。第一選択として最も使われるのがプロスタノイドFP受容体作動薬（ラタノプロストなど）です。眼圧下降効果が高く、点眼回数も1日1回と少なくて済みます。その他、β遮断薬、炭酸脱水酵素阻害薬、α2作動薬、ROCK阻害薬などがあります。併用時には同系統の薬剤は併用しません。近年は1本の点眼容器に2成分の薬剤が含まれる配合点眼薬も複数発売されています。

　緑内障では継続的な点眼が必要ですが、自覚症状に乏しいこともあり、特に点眼の種類が多かったりするとアドヒアランスが悪くなりがちです。患者さんに病状や治療の目的、副作用などをしっかり説明し、治療の必要性を理解してもらいます。例えばFP受容体作動薬には副作用として、結膜充血（特に点眼開始時）、眼瞼色素沈着、まつげが太く長くなる、などがあるので、治療開始前によく説明しておきます。

　治療の効果が発揮されるためには、正しい点眼方法（➡ p.112）が大事です。

レーザー手術

　急性の原発閉塞隅角緑内障（急性緑内障発作）に対し、グリセオール®などの点滴で眼圧を下げ、ピロカルピンなどの緑内障点眼薬を使用した上で、緊急にレーザー虹彩切開術が行われることが

あります。急性緑内障発作時には強い頭痛、眼痛、嘔気などが出ますので、治療中も患者さんの状態に注意します。

観血的手術

　手術には濾過手術（線維柱帯切除術、チューブシャント手術）、房水流出路再建術（線維柱帯切開術、白内障手術併用眼内ドレーン）、周辺虹彩切除術などがあります。特に重大な合併症は濾過手術後の濾過胞の晩期感染です。治療に伴う合併症について十分に説明します。

　急性緑内障発作では、緊急にレーザー虹彩切開術、周辺虹彩切除術、水晶体摘出などが行われます。

手術のあと数日は、かえって見えにくくなることが多いです。術翌日は目の前が真っ白にかすんで見えなくなることもあるようです。医師から事前に説明されているとは思いますが、念のため理解度を確認し、予想される不便に備えておくよう促します。

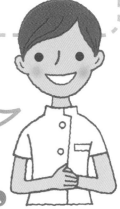

先輩ナース

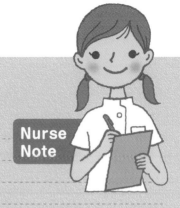

急激な眼圧上昇のサインを覚える

Nurse Note

眼圧が上がると、三叉神経や迷走神経が刺激されて頭痛や吐気を引き起こす。そのほかにも、霧視（眼のかすみ）や虹視（光源の周りが虹色に見える）が現れた場合には、眼圧上昇のサインかもしれない。症状が現れたらすぐに知らせてもらえるように、術前から患者さんに説明する。

column

緑内障に関連の深い薬剤

抗コリン作用のある薬剤＊の中には、緑内障の患者さんに投与してはならないものがあります。ただし、抗コリン作用により不具合が生じるのは、患者さんの隅角が狭くなっている場合（○○隅角）や、閉塞している場合（閉塞隅角緑内障）です。

添付文書上、緑内障の患者さんへの投与が禁忌とされている薬であっても、閉塞隅角緑内障でなければ使える場合があることを知っておきましょう。下表は抗コリン作用のある薬剤の例です。

▼抗コリン作用により緑内障（閉塞隅角緑内障）に禁忌の主な薬剤

抗不安薬	ジアゼパム（セルシン）、エチゾラム（デパス）、アルプラゾラム（コンスタン、ソラナックス）、トリアゾラム（ハルシオン）、フルニトラゼパム（サイレース）、ブロチゾラム（レンドルミン）、ゾピクロン（アモバン）、エスゾピクロン（ルネスタ）
抗うつ薬	アミトリプチリン（トリプタノール）、クロミプラミン（アナフラニール）、アモキサピン（アモキサン）、マプロチリン（ルジオミール）
抗てんかん薬	クロナゼパム（リボトリール）
抗パーキンソン薬（抗コリン作用）	トリヘキシフェニジル（アーテン）、ビペリデン（アキネトン）
抗不整脈薬	ジソピラミド（リスモダン、ファイザー）
鎮咳薬	クロルフェニラミン（フスコデ）、ジフェンヒドラミン（アストフィリン）
アレルギー用薬	クロルフェニラミン（ポララミン）、シプロヘプタジン（ペリアクチン）、メキタジン（ゼスラン）
鎮痙薬	ロートエキス、ブチルスコポラミン（ブスコパン）、メペンゾラート（トランコロン）
排尿障害治療薬	プロピベリン（バップフォー）、オキシブチニン（ポラキス）、ソリフェナシン（ベシケア）
気管支拡張薬	イプラトロピウム（アトロベントエロゾル）、チオトロピウム（スピリーバ）

＊…のある薬剤　抗コリン作用のある薬は、アセチルコリンがアセチルコリン受容体に結合するのを阻害し、副交感神経の働きを抑制する。

糖尿病網膜症

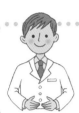

現役で仕事をしているような年代の人に重篤な視力低下を起こす可能性のある疾患です。糖尿病の患者さんには、眼科でも定期検査を必ず受けるようにしっかり説明しましょう。

糖尿病網膜症とは

糖尿病網膜症（**DR**＊）とは糖尿病に起因した特徴的眼底所見を呈する病態で、基本的には網膜における細小血管障害に起因する種々の変化が生じます。

糖尿病は人口に占める有病割合が大きく、社会的にも非常に重要な疾患です。厚生労働省による2019年の国民健康・栄養調査では、「糖尿病が強く疑われる者」（HbA1c〈NGSP値〉6.5％以上または糖尿病治療を有と回答）の割合は、男性19.7％、女性10.8％となっています。世界各国の疫学研究をまとめたメタアナリシスでは、糖尿病患者のうち糖尿病網膜症を有する割合は35.4％にのぼります。糖尿病網膜症はわが国における後天性視覚障害の原因の第3位となっており、糖尿病と診断されたら眼科も受診することが大切です。

原因は？

糖尿病の罹病期間が長いほど、糖尿病網膜症の有病割合や重症度は上昇します。発症年齢が若いほど重症化しやすいです。血糖コントロールが不良だと糖尿病網膜症が発症・進展しやすいため、日本糖尿病学会ではHbA1c（NGSP値）の目標値を7.0％未満としています。その他、高血圧、高脂血症、腎機能障害なども危険因子になります。

＊ **DR**　Diabetic Retinopathy の略。

症状は?

　かなり進行しても自覚症状がほとんどない場合があり、糖尿病の人は自覚症状がなくても眼科を受診することが大切です。自覚症状が出て初めて受診したときにはすでに増殖期に入っており、そこから治療を開始しても最終的に失明するような

こともあります。軽症の網膜症でも糖尿病黄斑浮腫を発症することがあり、その場合は視力低下や変視をきたします。網膜症以外にも虹彩炎、角膜障害、神経障害などに関わる症状が出ることもあります。

糖尿病の患者さんには、糖尿病の主治医と相談して年に1回は眼科にかかるよう促します。経過が長くなると主治医もつい指導を忘れてしまうことがあるので、こちらからも声をかけましょう。

ベテランナース

検査・診断は?

　まず全身的な既往歴が大事で、糖尿病の罹病期間、HbA1cの推移、治療歴などを確認します。高血圧、高脂血症、腎機能障害、脳・心血管疾患なども確認します。喫煙などの生活歴のほか、人によっては妊娠歴も必要な情報です。

　眼科的な治療歴も大事で、経過が長くなるため他院での治療歴があることもあります。内眼手術や網膜光凝固の既往、抗血管内皮増殖因子薬やステロイドの注射歴などを確認します。

　検査としては、視力、眼圧、細隙灯検査といった基本的な眼科検査は必須で、併発疾患などを確認します。角膜障害などのほか、白内障もよりきたしやすくなります。特に増殖期に入って血管新生緑内障をきたすと、所見としては虹彩や隅角の新生血管を認め、眼圧が上昇します。

　散瞳下での眼底検査が糖尿病網膜症の最も基本的な検査で、倒像鏡を使用して眼底を観察したり、前置レンズを用いて細隙灯で眼底を詳細に観察したりします。眼底所見としては、初期には網膜の血管透過性亢進を認め、点状・斑状・線状の網膜出血や、毛細血管瘤を認めます。網膜の浮腫をきたすと硬性白斑を生じます。血管が閉塞して網膜の虚血を生じると、網膜内細小血管異常（**IRMA**＊）や軟性白斑を生じます。さらに進行して血管新生をきたす増殖期になると、新生血管、網膜前出血、硝子体出血、線維血管膜、牽引性網膜剥離などを認めるようになります。

＊ **IRMA**　　IntraRetinal Microvascular Abnormalitiesの略。

● 糖尿病網膜症の重症度分類 (➡ p.88)

糖尿病網膜症の重症度分類には、国際標準である国際重症度分類がありますが、臨床で使いやすいDavis分類や新福田分類もよく用いられます。Davis分類では、単純糖尿病網膜症、血管閉塞を生じる病期である増殖前糖尿病網膜症、血管新生を生じる病期である増殖糖尿病網膜症に分類します。すべての病期で糖尿病黄斑浮腫を伴う可能性があります。

● カラー眼底写真 (➡ p.53)

カラー眼底写真は、眼底所見を客観的に記録することができ、経時的な変化も評価しやすくなります。後極だけでなく、7方向を撮影します。広角で眼底を撮影できる装置もあります。

● フルオレセイン蛍光眼底造影 (➡ p.54)

フルオレセイン蛍光眼底造影 (**FA** ＊) では、毛細血管瘤、静脈数珠状拡張、IRMA、無灌流領域 (**NPA** ＊)、新生血管などの血管病変を高感度で検出できる検査です。

後述のとおり、新生血管を生じたら速やかな汎網膜光凝固が必要になりますので、治療のタイミングを逃さないための極めて重要な検査です。糖尿病黄斑浮腫に対して網膜光凝固を検討するような場合にも、重要な検査となります。造影剤を使用する侵襲的な検査であるため、副作用に注意が必要です。

● 光干渉断層計 (➡ p.55)

光干渉断層計 (**OCT** ＊) は、非侵襲的に網膜の断面を描出できる検査で、近年の網膜診療に欠かせない検査になっています。黄斑網膜の厚みをカラーマップにすることで、黄斑浮腫の程度や経時変化を正確にとらえることができます。ほかにも網膜の牽引や萎縮など、多くの情報を得られます。OCTを応用したOCT angiographyでは、造影剤を使わず非侵襲的に、網脈絡膜の血流を層別に描出することができます。

▼糖尿病網膜症の検査所見

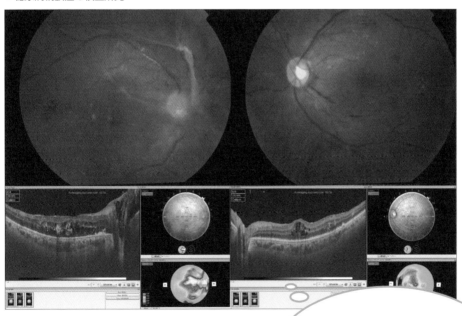

両眼の増殖糖尿病網膜症 (PDR)。両眼ともに新生血管(NV)が多発し、特に右眼 (図の左側) は増殖膜を認めます。両眼ともに糖尿病黄斑浮腫 (DME) も認めます。

＊ **FA** Fluorescein Angiographyの略。
＊ **NPA** Non-Perfusion Areaの略。
＊ **OCT** Optical Coherence Tomographyの略。

▼糖尿病網膜症の重症度分類（対応の目安）

国際重症度分類	Davis分類	新福田分類
網膜症なし 異常所見なし	—	—
軽症非増殖網膜症 毛細血管瘤のみ	**単純糖尿病網膜症** 毛細血管瘤 網膜点状・斑状・線状出血 硬性白斑・網膜浮腫 （少数の軟性白斑）	**A1：軽症単純網膜症** 毛細血管瘤、点状出血
中等症非増殖網膜症 毛細血管瘤以上の病変が認められる重症非増殖網膜症よりも軽症のもの		**A2：重症単純網膜症** しみ状出血、硬性白斑、少数の軟性白斑
重症非増殖網膜症 ・眼底4象限で20個以上の網膜内出血 ・2象限以上での明瞭な静脈数珠状拡張 ・明確な網膜内細小血管異常 上記のいずれかを認める 増殖網膜症の所見を認めない	**増殖前糖尿病網膜症** 軟性白斑（綿花様白斑） 静脈異常 網膜内細小血管異常 （網膜無灌流領域：蛍光眼底造影）	**B1：増殖前網膜症** 軟性白斑、網膜浮腫、線状・火焔状出血静脈拡張 網膜内細小血管異常（網膜無血管野：蛍光眼底造影）
増殖網膜症 新生血管または硝子体出血・網膜前出血のいずれかを認めるもの	**増殖糖尿病網膜症** 新生血管（網膜・乳頭上） 網膜前出血、硝子体出血 線維血管膜 牽引性網膜剝離	**A3：軽症増殖停止網膜症** 陳旧性の新生血管 **A4：重症増殖停止網膜症** 陳旧性の硝子体出血 **A5：重症増殖停止網膜症** 陳旧性の（線維血管性）増殖組織 **B2：早期増殖網膜症** 乳頭に直接連絡しない新生血管 **B3：中期増殖網膜症** 乳頭に直接連絡する新生血管 **B4：末期増殖網膜症** 硝子体出血・網膜前出血 **B5：末期増殖網膜症** 硝子体への（線維血管性）増殖組織を伴うもの

※新福田分類においては、治療により6か月間以上鎮静化している場合には、増殖停止網膜症とする。

※新福田分類における合併症に関する表記：黄斑病変（M）、牽引性網膜剝離（D）、血管新生緑内障（G）、虚血性視神経症（N）、光凝固（P）、硝子体手術（V）

治療法は？

　内科と連携して、生活指導、薬物治療などの糖尿病の治療を行います。内科との連携のためには日本糖尿病眼学会が発行している糖尿病眼手帳（➡p.90）などを用いると便利です。

　眼科の通院間隔の目安は下表のとおりですが、個々の病状に応じて必要な通院間隔が決定されます。上述のとおり内科と連携しつつ、患者さんにも眼科通院の必要性をよく理解してもらい、定期的に眼科を受診してもらいます。

　網膜症なしの場合や、視力をおびやかす糖尿病黄斑浮腫を伴わない単純糖尿病網膜症の場合、眼科的治療は要しません。

　単純網膜症であっても、視力をおびやかす糖尿病黄斑浮腫を伴っている場合には、その治療を行います。病態に応じて、抗血管内皮増殖因子（**VEGF**＊）薬の硝子体内注射、直接／格子状網膜光凝固、持続性副腎皮質ステロイドであるトリアムシノロンアセトニド（マキュエイド®）のテノン嚢下注射（➡p.106）、網膜硝子体手術などの中から治療法が選択されます。

▼推奨される眼科診察間隔

Davis分類（対応する国際重症度分類）	受診間隔
糖尿病（網膜症なし）	1回/1年
単純糖尿病網膜症（軽症〜中等症非増殖網膜症）	1回/6か月
増殖前糖尿病網膜症（重症非増殖網膜症）	1回/2か月
増殖糖尿病網膜症（増殖網膜症）	1回/1か月

網膜光凝固

　増殖前糖尿病網膜症に進行すると、網膜光凝固を行うことも検討されます。フルオレセイン蛍光眼底造影（FA）を行って無灌流領域（NPA）を確認します。周辺部網膜に広く光凝固を行う汎網膜光凝固と、NPAに対して選択的に光凝固を行う選択的網膜光凝固があり、どちらを行うかはNPAの範囲やアドヒアランスなどから総合的に判断されます。

＊**VEGF**　Vascular Endothelial Growth Factorの略。

汎網膜光凝固

　網膜新生血管を認める増殖糖尿病網膜症の段階になれば、汎網膜光凝固の絶対適応となります。この時点では、自覚症状に乏しくても放置すれば失明のおそれが高く、可及的速やかに汎網膜光凝固を行います。汎網膜光凝固により、短期的には

かえって見づらさが増すこともありますが、中長期的に失明を防ぐためには不可欠な治療です。光凝固を行う前に、患者さんに病状や治療の必要性をよく説明し、受容してもらう必要があります。

硝子体手術

　硝子体出血が遷延している場合や、牽引性網膜剥離がある場合などは、硝子体手術が検討されます。血管新生緑内障まで生じてしまった場合には、新生血管を退縮させるためにさらなる網膜光

凝固の追加や抗VEGF薬の硝子体内注射が行われたり、緑内障の薬物・手術療法が行われたりしますが、治療抵抗性のことが多く、視力予後は不良です。

患者さんに知っておいてほしい知識が載っている冊子として、糖尿病眼手帳や糖尿病連携手帳があります。糖尿病についての最低限の知識をおさらいする上で、看護師も目を通しておきましょう。冊子は日本糖尿病眼学会・日本糖尿病協会のホームページから無料でダウンロードすることができます。

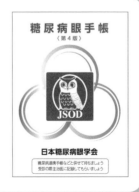

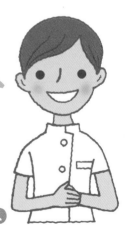

先輩ナース

加齢黄斑変性

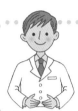

近年、日本でも増えている疾患です。悪化すると不可逆的な中心視野障害を生じ、特に細かい字を読むときなどに支障をきたします。滲出型加齢黄斑変性に対する硝子体内注射の治療は、長期間続くことも多いです。

加齢黄斑変性とは

加齢黄斑変性（**AMD**＊）は、主として50歳以上の患者で、黄斑の構造や機能の悪化を生じる疾患です。

黄斑は網膜の中心にあたる部分で、後極部に存在し、直径6mmほどの範囲になります。黄斑は網膜の中でも解像度が特に高い中心部分であるため、ここが障害されると中心視力低下をきたし、周辺の視野が残っていても視力は大きく低下することがあります。

最初は前駆病変と呼ばれる状態になりますが、この段階では視力はそれほど低下しません。前駆病変には、主に網膜色素上皮下に生じる老廃物（軟性ドルーゼンと呼ばれる）および網膜色素上皮異常が含まれます。

進行期の加齢黄斑変性になると、視力が大きく低下する可能性があります。進行期の加齢黄斑変性は、滲出型加齢黄斑変性と萎縮型加齢黄斑変性に分類されます。滲出型加齢黄斑変性は黄斑に新生血管（**MNV**＊：黄斑新生血管）を生じたもので、MNVは脈絡膜に由来することが多く、MNVからの滲出性変化や出血のために黄斑の網膜が障害されます。萎縮型加齢黄斑変性は、黄斑に地図状萎縮（**GA**＊）を生じたものです。

▼加齢黄斑変性の分類

1．前駆病変	1）軟性ドルーゼン 2）網膜色素上皮異常
2．進行期	1）滲出型加齢黄斑変性＊ 2）萎縮型加齢黄斑変性

※滲出型加齢黄斑変性の特殊型：
①ポリープ状脈絡膜血管症、②網膜血管腫状増殖

出典：加齢黄斑変性診断基準作成ワーキンググループ、加齢黄斑変性の分類と診断基準

＊ **AMD**　Age-related Macular Degenerationの略。
＊ **MNV**　Macular NeoVascularizationの略。
＊ **GA**　Geographic Atrophyの略。

原因は?

　主に50歳以上の患者に発症します。進行期の加齢黄斑変性に関して加齢と喫煙は危険因子であり、国内の疫学研究である久山町研究では、1年ごとの加齢でオッズ比1.10倍、喫煙のオッズ比3.98倍となっています。

症状は?

　視野の中心部分がゆがんで見えたり暗くなったりして、視力が低下します。進行すると矯正視力が0.1以下になることも多く、細かい文字を読むことが困難になります。

検査・診断は?

　視力検査は、病状や治療経過を把握するために必須の検査です。歪視 (➡p.43) がある場合、アムスラーチャートと呼ばれる格子状の図を見るとゆがんで見えます。ただし、他の黄斑疾患でも同様の症状が出る可能性があります。

　診察室では、細隙灯顕微鏡検査や倒像鏡検査 (➡p.51、52) などで、眼底の黄斑を詳細に観察します。滲出型加齢黄斑変性では黄斑新生血管からの滲出性変化や出血が、萎縮型加齢黄斑変性では境界の鮮明な地図状萎縮が認められます。

　光干渉断層計 (**OCT**：➡p.55、87) は、黄斑疾患の診療に不可欠な検査です。非侵襲的かつ短時間に網脈絡膜の断層画像を得られるので、近年は広く普及して多くの眼科に機器が設置されています。OCTにより、新生血管、滲出性変化、出血、萎縮病変などを確認することができます。

　蛍光眼底造影検査 (➡p.92) では、新生血管やそこからの漏出をみることができます。病変の広がりや活動性、新生血管の形状などをみるために非常に有用な検査です。使われる造影剤にはフルオレセインとインドシアニングリーンの2種類があります。副作用の可能性があるので注意します。

> 造影剤を用いる検査では、特にアナフィラキシーの早期発見が重要です。呼吸器症状、皮膚症状、消化器症状に気を配ります。
> フルオレセインを用いた検査のあとは、尿が濃い黄色になることがあります。インドシアニングリーンを用いた検査では、便が緑色になることがあります。これらはどちらも正常な経過ですので心配はいりません。

▼眼底写真

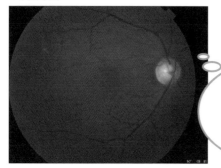

わかりづらいですが、黄斑部の滲出性変化があります。

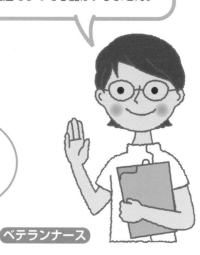

ベテランナース

▼光干渉断層計（OCT）による断層画像とOCT angiography（血流描出画像）

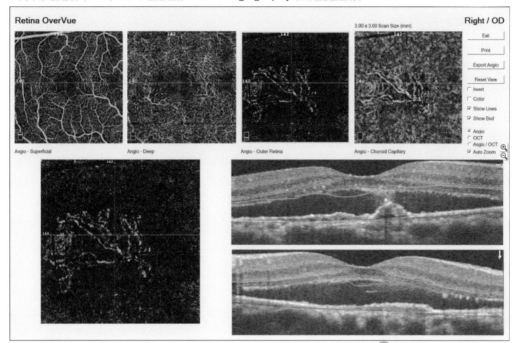

網膜色素上皮下の黄斑部新生血管のフローが描出されています。

▼フルオレセイン蛍光眼底造影（左）とインドシアニングリーン蛍光眼底造影（右）

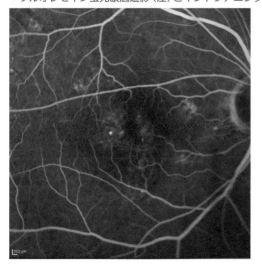
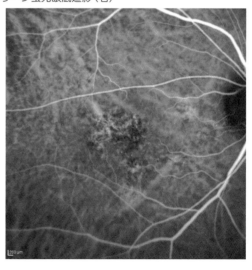

治療法は？

　前駆病変および滲出型加齢黄斑変性に対する治療法は以下のとおりです。

● 前駆病変に対する治療

　いずれ加齢黄斑変性に進行するおそれが高いと判断される場合、進行予防のために、ルテイン、ゼアキサンチン、亜鉛、銅、ビタミンC、ビタミンEを配合したサプリの内服が勧められます。これは米国で行われた大規模な介入研究をもとにしたもので、加齢黄斑変性への進行の可能性を減少させる効果が確認されています。複数のメーカーから製品が発売されています。

● 滲出型加齢黄斑変性に対する治療

・抗VEGF薬硝子体内注射

　新生血管を生じている場合、治療の第一選択は、抗血管内皮増殖因子（**VEGF**＊）薬の硝子体内注射です。まずは導入期に3か月連続3回投与を行い、その後、維持期には病状に応じて継続的に投与していきます。疾患を根治したり網膜を完全に回復させたりできるわけではありませんが、治療を継続して新生血管の活動性を抑えることにより視力を維持します。治療を中断すると再発の可能性が高まり、再発の状況によっては不可逆的に大きな視力低下をきたすこともあり得るため、継続していくことが大事です。ラニビズマブ（ルセンティス®、ラニビズマブBS）、アフリベルセプト（アイリーア®）、ブロルシズマブ（ベオビュ®）、ファリシマブ（バビースモ®）という4種類の薬剤が発売されています。薬価は高額で、1本あたり10万円以上するものが多いです。入院は必須ではないため、無床診療所でも行える治療です。注射は手術同様に無菌操作で行います。具体的なやり方に関しては、「黄斑疾患に対する硝子体内注射ガイドライン」が日本眼科学会から示されており、Webで誰でも閲覧できます。自施設で硝子体内注射に携わる場合は、注射薬の添付文書やこのガイドラインをよく読んで、適切な方法を確認しておきましょう。

・光線力学療法（PDT）

　光線力学療法（**PDT**＊）はレーザーによる治療の一種です。ベルテポルフィン（ビスダイン®）という薬剤を使用します。ベルテポルフィンは光感受性物質で、点滴から10分かけて静注します。ベルテポルフィンが新生血管に集積するので、ここにごく弱いレーザーを照射することで、網膜の正常な部分への影響を最小限としつつ、新生血管を閉塞させます。単独での効果は抗VEGF薬に劣りますが、病状によっては抗VEGF薬と併用して治療することがあります。専用のレーザー装置が必要になるため、行える医療機関は限られます。注意すべき副作用に光線過敏があります。ベルテポルフィンが体内に残っている状態で日光などを浴びると、皮膚にやけどのような症状が出る可能性があります。帰宅中や帰宅後に関して、日光などを浴びないように十分な指導を行います。蛍光灯やLED照明はかまいませんが、裸電球などは避けます。

● 萎縮型加齢黄斑変性に対する治療

　残念ながら、地図状萎縮の進行を抑える治療はいまのところありません。萎縮の進行の程度や、黄斑部新生血管の併発の有無を確認するために、定期的にフォローアップします。

＊ VEGF　　Vascular Endothelial Growth Factor の略。
＊ PDT　　　PhotoDynamic Therapy の略。

裂孔原性網膜剝離

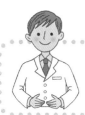

放置した場合、病状によっては短期間で進行して失明することもある病気です。必要ならば緊急の手術を受けられるよう速やか手配します。

裂孔原性網膜剝離とは？

網膜剝離とは、視細胞から内側の神経網膜が、網膜色素上皮層から分離した状態です。裂孔原性網膜剝離では、網膜（➡p.18、23）の円孔・裂孔から網膜下に液化硝子体が流入・貯留、剝離部分の網膜では発症早期から視細胞の変性・脱落が起こります。

原因は？

網膜周辺部に好発する網膜の孔_{あな}から、**液化硝子体**＊が流入して、網膜剝離となります。幅広い年齢で起こりますが、網膜格子状変性内の萎縮円孔による扁平な網膜剝離は20歳代にピークがあり、近視の強い人に多いです。急性後部硝子体剝離に伴う弁状裂孔による丈の高い網膜剝離は50歳代にピークがあります。孔の位置としては、網膜最周辺部の鋸状縁断裂_{きょじょうえん}や、病的近視に伴う黄斑円孔網膜剝離などもあります。

症状は？

50歳代に多い後部硝子体剝離に伴う裂孔原性網膜剝離では、前駆症状として飛蚊症や光視症を伴います。一方で、若年者の萎縮円孔に伴う網膜剝離や、鋸状縁断裂に伴う網膜剝離では、前駆症状がないことが多いです。

網膜剝離が起こると、その部分に対応して視野異常を生じ、カーテンがかかったように暗くなります。例えば、上方に網膜剝離が生じれば、下方から視野の欠けた部分が広がっていきます。

＊**液化硝子体**　硝子体（➡p.24）は通常、ゼリー状であるが、加齢により少しずつ液状になる。何らかの原因により網膜に孔があくと、液化した硝子体が流出し、眼内を満たすことができなくなる。

検査・診断は？

　網膜剥離が黄斑の中心に及ぶと視力が大きく低下します。眼圧は下がることが多いですが、上がることもあります。

　細隙灯顕微鏡検査では、前眼部は一見正常か、あるいは前房や硝子体に細胞を認めることがあります。後部硝子体剥離に伴うものでは、その所見がみられます。

　眼底検査では、原因裂孔を含む領域の網膜剥離所見を認めます。丈の浅い網膜剥離ではわかりにくいこともありますが、よく観察すると網膜血管が色素上皮から浮き上がっているのがわかります。丈の高い網膜剥離では、網膜が浮いて白っぽくなり、しわができます。ときに硝子体出血を伴って眼底を透見できないこともあり、そのようなときには超音波Bモード検査を行います。

▼裂孔原性網膜剥離の検査所見

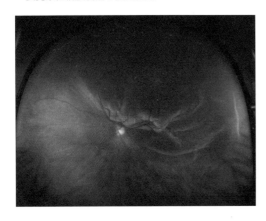

大きな網膜裂孔があり、黄斑を含む広い範囲が網膜剥離を起こしています。

治療法は？

網膜裂孔のみで網膜剝離がなければ、裂孔原性網膜剝離への進行を予防するため、網膜裂孔の周囲にレーザー光凝固を行います。所見や状況などから、裂孔原性網膜剝離に進行する可能性が低いと判断される場合には、様子をみることもあります。

すでに裂孔原性網膜剝離が生じている場合、基本的には緊急の手術の適応になります。術式には強膜内陥術（バックリング手術）や硝子体手術があり、症例に応じて術式が選択されます。若年者の後部硝子体未剝離の萎縮円孔からの網膜剝離では強膜内陥術、中高年者の後部硝子体剝離の牽引に伴う網膜剝離では硝子体手術が選択されることが

多いです。硝子体手術では、硝子体腔を空気または膨張性ガスで置換し、それによる病変部の圧迫（タンポナーデ）を行います。手術後はしばらくの間、うつ伏せや横向きなど病状に応じた体位をとる必要があります。

予後に関して、初回手術で90%以上の症例で網膜復位を得られますが、復位が得られない場合には再手術が必要になります。術前に剝離が黄斑に及んでいなければ術後視力は良好ですが、黄斑剝離を生じていた場合は十分には改善しません。長期的には続発して黄斑前膜などの増殖性変化を生じることがあります。

> 視力の回復には、術後3か月〜半年ほどを要する場合があります。術中・術後の合併症や予後について医師から説明があります。患者さんには、「先生から手術についてどんな説明を受けましたか？」などと質問し、理解できているか確認します。

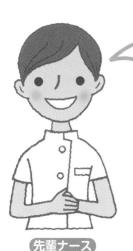

先輩ナース

> 手術のあと、お医者さんに言われたとおりの姿勢を保つのはなかなか大変でした。ラジオを聴きながら時間が過ぎるのを待ちました。事前に家族とも相談して、面会時間に来てもらって話ができたのも気がまぎれましたね。どうしてもしんどいときは、看護師さんに教えてもらったストレッチをしたり、肩を温めてもらったりして、気分転換をしました。

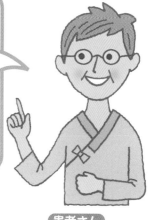

患者さん

白内障

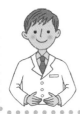

高齢になると多くの人が白内障手術を受けます。手術で入れる眼内レンズには、通常の単焦点眼内レンズのほか、多焦点眼内レンズもありますが、双方にメリット・デメリットがあります。どのようなレンズを入れるか、あるいはどの距離に合うようにするか、患者さんと医師との間でよく相談してもらうようにしましょう。

白内障とは

水晶体の一部または全体が様々な原因で混濁する疾患です。

原因は?

主な原因は加齢で、70歳以上ではほとんどの人に発症します。喫煙、紫外線、放射線、ステロイド、糖尿病や高血糖などが危険因子になります。ぶどう膜炎、網膜色素変性、アトピー性皮膚炎などでも白内障が合併しやすくなります。

症状は?

進行すると見え方がかすみ、視力が低下します。矯正視力はよくても、コントラスト感度が落ちていることもあります。ほかに、明るいところでまぶしく感じる、片眼で見て物が二重や三重に見える、などの症状が出ることがあります。

核白内障 (➡ p.99) が進むと近視化が進むことがあり、眼鏡が合わなくなる、近くはかえって見やすくなる、といった症状が出ることもあります。

検査・診断は?

　細隙灯で診察します。散瞳することで、水晶体全体を観察できます。

　混濁の部位によって、皮質白内障、核白内障、後嚢下白内障、前嚢下白内障に分類できます。

　皮質白内障は、水晶体皮質線維の方向に沿って混濁したものです(写真)。光が混濁に当たって散乱するとまぶしく感じます。

　核白内障は、水晶体核部(水晶体の中心部)が着色硬化した状態です(写真)。進行に伴って核部の色調が黄色に変化し、さらに進むと褐色に変化していきます。硬度と色調で進行度を分類したEmery-Little分類が用いられますが、Grade1～Grade5に分類され、数字が大きいものほど進行した状態です。

　後嚢下白内障は、後嚢下の中央部から微細な顆粒状混濁が次第に拡大していくものです。糖尿病白内障やステロイド白内障などで多くみられ、初期から視機能障害が出やすくなります。

▼核白内障と皮膚白内障の症例

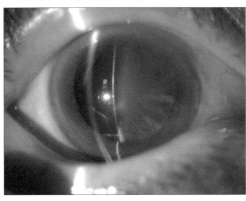

Emery-Little分類でGrade4程度まで進行した核白内障を認めます。皮質白内障のくさび状の混濁も認めます。

白内障になる可能性を減らすためには、紫外線対策や禁煙が役立つと考えられています。糖尿病を長く患っている人は白内障にかかりやすいといわれていて、白内障予防のためにも血糖をコントロールすることが大切です。

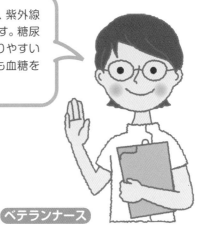

ベテランナース

治療法は？

白内障が進行して日常生活に不便を感じるようになったら、手術を検討します。手術適応を考える上で矯正視力はもちろん大事ですが、それだけで決めるのではなく、日常生活・仕事での不自由、自動車運転への影響など、個々人の状況に応じて手術適応を考えます。矯正視力が良好でもコントラスト感度が落ちている場合もあるので、手術適応を決める際に参考のためコントラスト感度を検査することもあります。

白内障の手術としては水晶体再建術が行われます。水晶体再建術にはいくつか術式がありますが、普通の白内障であれば「水晶体超音波乳化吸引術および眼内レンズ挿入術（PEA＋IOL）」という方法が最も一般的です。これは超音波白内障手術装置を用いる手術で、小さな創口から、水晶体嚢内の核を分割したあと、破砕、吸引除去します。超音波手術装置が普及する前は水晶体嚢外摘出術（ECCE）などの術式が行われていましたが、創口を大きく作ることが必要であり、今日ではECCEを行うのは核硬化が非常に進んだ症例など少数になっています。

水晶体再建術では、水晶体摘出後に眼内レンズ（通常は単焦点眼内レンズ）を挿入します。一般的には、折りたたみ可能なやわらかい眼内レンズを小さな創口から水晶体嚢内に挿入します。後嚢破損やチン小帯断裂などのために眼内レンズを挿入できない場合は、眼内レンズを挿入しないまま、いったん手術を終了することがあります。無水晶体眼の状態だと、たいていの人で非常に強い遠視になるので、二期的（2回に分けて）に眼内レンズの毛様溝縫着術や強膜内固定術を行います。

挿入する眼内レンズの度数によって、術後の屈折度を変えることができます。つまり、白内障手術は混濁を取り除くだけでなく、屈折矯正手術としての面もあるということです。手術前には医師が患者さんの希望をよく聞いた上で、術後の屈折度を決定します。乱視用のトーリック眼内レンズも保険診療で使用できるため、術後に大きな乱視が生じないようにレンズを選択することが可能です。ほかに高付加価値レンズとして、選定療養（➡p.103）になりますが（2022年現在）、多焦点眼内レンズがあります。多焦点眼内レンズは、明視域が広がって眼鏡を使用せずに済む場面が増える一方で、光の周りに輪が見える（ハロー）、まぶしく感じる（グレア）、コントラスト感度が低下する、見え方に慣れにくい人がいる、などの欠点もあります。多焦点眼内レンズが適さない人もおり、術後に高い満足度が得られそうな人を見極めて使用します。

術前検査

　白内障手術の術前検査として、眼内レンズの度数を決定するために眼軸長測定（➡p.59）などを行う必要があります。光学式眼軸長測定装置として、IOL Master®などの装置があります。新しい機種では眼軸長以外にも、眼内レンズ度数計算をより正確に行うために必要な様々なパラメータを測定することができ、計算式も多く内蔵されています。

　他の内眼手術と同様に角膜内皮細胞密度検査も重要です。手術により角膜内皮細胞が不可逆的に減少する可能性がありますが、角膜内皮細胞密度が500/mm²程度を下回ると水疱性角膜症になるおそれがあります。水疱性角膜症は、角膜からの水の汲み出しが不十分になり角膜実質・上皮に浮腫を生じた状態で、視力低下、疼痛を起こします。正常の角膜内皮細胞密度は2500〜3000/mm²程度ですが、内眼手術やレーザー虹彩切開術の既往があるなどで術前すでに角膜内皮細胞密度が大きく減少しているときは、手術操作などを特に注意します。

術前休薬

　白内障手術に臨むにあたって、全身状態や内服薬のチェックが大切です。内服薬の中で大事なものとして、抗血小板薬や抗凝固薬があります。白内障手術はあまり出血しないので、必ずしも術前に休薬しないと手術ができないわけではありませんが、最終的には医師の判断によります。その他、前立腺肥大の薬であるタムスロシン塩酸塩（ハルナール®）などを内服している人は、術中に虹彩の緊張が低下して手術が難しくなることがあります。

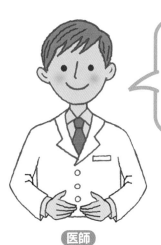

医師

手術では、単に曇ったレンズをきれいにするだけではなく、屈折率の調整をして、患者さんの生活に合った視力が得られるようにします。遠くが見やすい＝屈折率がいいとは限りません。近いところを見慣れている患者さんには、普段の見え方に近くなるように調整しています。

手術の前に、医師・看護師が立ち会って、患者さん自身の手で術眼側に印をつけます（マーキング）。術眼側のひたいにテープを貼る、ペンで書き込むなどの方法が一般的です。患者さんが自分でができない場合は、医師・看護師が代わりに行います。

ベテランナース

手術後の注意点

　術後しばらくは眼を清潔に保つよう、汚い手でこすらないなどの注意をします。洗顔・洗髪・化粧に関しては、術後数日～1週間程度の間、やり方に制約を設けていることが多いです。施設ごとにやり方を決めているはずですので、確認しておきましょう。

　手術後は点眼薬が処方されるので、欠かさず点眼するよう十分に説明します。通常、「抗菌薬＋ステロイド薬＋非ステロイド性抗炎症薬」というように複数の点眼薬が出されます。正しい使い方をしっかり説明します。

　合併症はいろいろありますが、重篤で緊急を要するのは細菌感染による急性術後眼内炎で、失明することもあり得ます。そのため、かすみがかかって見づらくなる、痛みが出る、充血が強くなる、といった術後眼内炎を疑う症状が出た場合はすぐに連絡するよう、患者さんに説明しておきます。

　手術直後の合併症としては、**虹彩炎** ＊が強めに出る、高眼圧、角膜浮腫などがあり、点眼を調整することもあります。多くは手術後1か月以内で軽快します。頻度は高くありませんが、手術後しばらく経ってから、炎症の影響で嚢胞様黄斑浮腫が出ることがあり、点眼を長く続けたり、ステロイドの注射をしたりすることがあります。

後発白内障について

　白内障手術ののち数か月から数年経って、後嚢の混濁を生じて視力低下やかすみをきたすことがしばしばあります。水晶体嚢内に残存した水晶体上皮細胞が再増殖するのが原因で、後発白内障と呼ばれます。

　治療としてはYAGレーザーによる後嚢切開があり、外来で短時間で治療することができます。

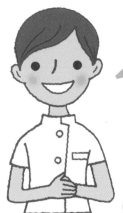

先輩ナース

　術後感染症による眼内炎は2000～3000例に1件の頻度で発生するといわれています。1週間は眼帯（または保護眼鏡）を使用します（➡p.118）。眼痛や充血の悪化、視力低下などがあればすぐに受診するよう説明します。

＊**虹彩炎**　ぶどう膜か虹彩、またはその両方に発生した炎症。侵襲を伴う処置や鈍的外傷、化学熱傷のあと、3日以内に生じるのが典型的な経過。ぶどう膜炎（➡p.104）に続いて起こることもある。症状は流涙、眼が赤くなる、異物感、羞明など。

眼内レンズを用いた白内障の手術とその費用

白内障手術で用いる眼内レンズには、単焦点レンズと多焦点レンズがあります（➡p.100）。

● 単焦点眼内レンズ

遠くか近く、どちらか一方へ焦点を合わせます。術後は眼鏡が必要です。公的医療保険制度が使えるため、自己負担が比較的少額で済むのが利点です。

> 片目：保険適用で自己負担（3割）→5〜6万円程度

● 多焦点眼内レンズ

多焦点機構により遠方・近方に焦点が合います。眼鏡を使わなくても過ごせる場面が比較的多いのが特長です。選定療養という制度を活用することで、自己負担を抑えられる場合があります。ただし、眼内レンズの種類によっては手術も含めて全額自己負担になります。

> 片目：全額自己負担で50〜100万円程度、選定療養対象で15〜40万円程度

選定療養とは？

国が定めたいくつかの治療について、保険適用の治療と保険適用外の治療をあわせて受けられる制度です。日本には国民全員が加入する公的医療保険があります。公的医療保険で医療を受ける場合、原則として保険適用外の治療を組み合わせることはできません。この原則を守ろうとすると、海外ですでに効果がよく知られている治療を患者さんが受けられない、という問題が生じることがあります。

そこで例外として認められているのが、選定療養と評価療養という仕組みです。

選定療養：何年か待っても公的保険の対象とならない。
評価療養：いずれ公的保険の対象とするかどうかを評価する。先進医療も評価療養の1つ。

選定療養や評価療養の対象となる医療を受けると、基本的な医療は公的保険の対象で、特別料金の部分が全額自己負担となります。白内障の手術で選定療養の対象となる多焦点眼内レンズを使う場合、白内障の手術代は公的保険の対象です。多焦点眼内レンズの代金は患者さんが全額を支払います。

ぶどう膜炎

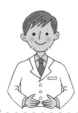

様々な疾患によるぶどう膜炎がありますが、重症なものもあり、場合によっては専門施設に紹介して、しっかりした精査・加療を行うことが必要になります。原因がわからないことも多いのですが、自己免疫性疾患や悪性リンパ腫によって引き起こされる場合があります。眼科で全身性の疾患の可能性があると判断され、内科に紹介となるケースもあります。

ぶどう膜炎とは

虹彩、毛様体、脈絡膜をぶどう膜 (➡ p.23) といいますが、これらの組織で生じた炎症性疾患をぶどう膜炎といい、様々な疾患が含まれます。

部位により、前部ぶどう膜炎、中間部ぶどう膜炎、後部ぶどう膜炎、汎ぶどう膜炎に分けられます。組織名を用いて、虹彩炎、虹彩毛様体炎、脈絡膜炎、網脈絡膜炎などと呼ばれることもあります。

所見の特徴から、肉芽腫を形成するぶどう膜炎を肉芽腫性ぶどう膜炎、それ以外を非肉芽腫性ぶどう膜炎と呼びます。

原因は？

感染性ぶどう膜炎と非感染性ぶどう膜炎があります。

感染性ぶどう膜炎では代表的なものとして、ヘルペス性前部ぶどう膜炎、感染性眼内炎、急性網膜壊死、サイトメガロウイルス網膜炎、HTLV-1関連ぶどう膜炎、眼トキソプラズマ症、眼トキソカラ症、結核性ぶどう膜炎、梅毒性ぶどう膜炎などがあります。

非感染性ぶどう膜炎では代表的なものとして、HLA-B27関連ぶどう膜炎、Fuchs (フックス) 虹彩異色性虹彩毛様体炎、Posner-Schlossman (ポスナー・シュロスマン) 症候群、糖尿病虹彩炎、若年性関節リウマチ関連ぶどう膜炎、ベーチェット病、Vogt (フォークト) -小柳-原田病、サルコイドーシス、眼内原発リンパ腫、白点症候群などがあります。

専門施設で精査した場合であっても、約4割の症例は原因を特定できず、分類不能となります。

症状は?

原因疾患により症状は様々ですが、炎症や眼圧上昇による霧視、痛みなどが多いです。虹彩炎がある場合、光が当たったときに痛みが強く出るというこ ともあります。疾患によっては、合併する全身疾患による症状、あるいは先行感染を疑う症状などもあり得ます。

検査・診断は?

原因疾患により、炎症の主な部位が眼内のどの部分か、片眼か両眼か、経過が急性か慢性か再発性か、所見が肉芽腫性か非肉芽腫性か、などが異なります。性差、年齢、人種、地域差などの記述疫学的特徴も疾患により異なりますので、診断をつける上で重要な情報になります。

必要に応じて血液検査、胸部レントゲン検査、ツベルクリン反応などによって精査され、さらに疾患ごとに必要な検査が行われます。

治療法は?

原因疾患により異なり、疾患ごとに適切な治療が選択されます。

感染性ぶどう膜炎であれば、原因の細菌、真菌、ウイルスに対する抗菌薬、抗真菌薬、抗ウイルス薬の治療が必要になります。

炎症に対して、副腎皮質ステロイドによる治療が行われます。原因疾患、炎症の部位、炎症所見の強さなどにより、適切な投与経路が選択されます。感染性ぶどう膜炎の場合も、強い炎症に対して早期の消炎を図るためにステロイドが使用されますが、感染の悪化には注意が必要です。

ステロイドの局所治療として、点眼、結膜下注射、テノン嚢下注射 (➡p.106) が行われます。点眼は炎症所見の改善をみながら、徐々に点眼回数を減らしたり低濃度のものに変更したりします。副作用として、白内障の進行やステロイド緑内障の発症に注意します。前房中に炎症がある場合は、瞳孔管理のためにミドリン®Pやアトロピン点眼も併用されます。病状によっては眼圧も上昇するため、眼圧下降薬点眼も処方することがあります。

ステロイドの全身治療としては、内服と点滴があります。副作用対策として、投与前・投与中の全身状態のモニタリング、血圧・体重測定、血液検査を行い、副作用を防ぐための投薬を行います。

ステロイド以外に、疾患によっては免疫抑制薬や生物学的製剤が使用されることもあります。

合併症に対して、白内障手術、緑内障手術、硝子体手術が行われることもあります。眼内リンパ腫の診断のためには、硝子体手術による生検が必要になります。

結膜下注射について

　強い眼炎症所見を伴う前部ぶどう膜炎に対し、早期の消炎や虹彩後癒着解除のために行われます。点眼よりも良い眼組織への移行を期待できます。ステロイド薬としてはデキサメタゾンやベタメタゾンが使用され、ミドリン®Pを混注することもあります。

　仰臥位で顕微鏡を用いて行うと安全に実施できます。あらかじめ点眼麻酔をしておきます。1mLの注射筒に薬液を吸引し、27G程度の細い注射針で結膜を穿刺し、結膜下のスペースに薬液を注射します。

テノン嚢下注射について

　視力障害を伴う中・後眼部炎症をきたす非感染性ぶどう膜炎に対して行われ、経強膜的な後眼部への効果が長く持続します。用時懸濁して用いるトリアムシノロンアセトニド（マキュエイド®）というステロイド薬が、糖尿病黄斑浮腫、網膜静脈閉塞症に伴う黄斑浮腫、非感染性ぶどう膜炎に伴う黄斑浮腫に対するテノン嚢下注射の適応となっています。

　マキュエイド®の調製方法は添付文書に記載されていますが、バイアルに1mLの生理食塩液または眼灌流液を注入して用時懸濁し、1mLの注射筒に吸引し、鈍針であるテノン嚢下注射針をつけておきます。

　仰臥位で顕微鏡を用いて行うと安全に実施できます。点眼麻酔後、開瞼器をかけ、結膜とテノン嚢を小さく切開し、薬液0.5mLを後部テノン嚢下に投与します。

▼テノン嚢下注射とテノン嚢

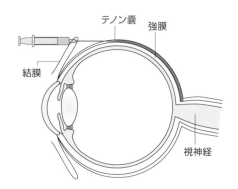

▼テノン嚢下注射針

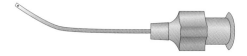

chapter 6

眼科ケアの基礎知識

眼科の看護師として知っておきたい基本的な内容をまとめました。

施設ごと・地域ごとに細部は異なる場合があります。

まずは原理・原則・概要を把握しましょう。

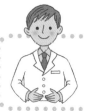

温罨法&リッドハイジーン、冷罨法

温罨法とリッドハイジーンは、合わせて行うことで眼脂の排出を促します。冷罨法は、炎症で引き起こされる痒みを和らげるために行います。

➕ 温罨法

　まぶたを温めることで、固くこびりついた眼脂や汚れを除去しやすくします。マイボーム腺のつまりがある場合には1日2回、各5分程度、リッドハイジーンとあわせて行います。眼精疲労やドライアイがある場合に、筋肉の緊張を和らげるために行うこともあります。温罨法用のアイピローや清拭用の蒸しタオル（37〜41℃）を使ってまぶたを十分に温めます。清拭用の蒸しタオルは、清潔なビニール袋に入れて使うと冷めにくくなります。

▼温罨法（眼瞼）

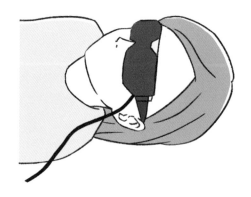

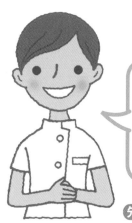

　温罨法では、熱傷に注意が必要です。熱めのタオルは気持ちいいものですが、やけどの治療が必要になっては本末転倒です。必ず患者さんに温度を確かめてもらってからあててください。折りたたんだタオルや絞ったタオルは、外側が冷めていても内側が熱すぎることがあります。

先輩ナース

リッドハイジーン（眼瞼清拭）

リッドハイジーンは、マイボーム腺の汚れを除去し、周囲の細菌量を減少させるために行います。温罨法で目の周囲を十分に温めてから、やさしくマッサージします。眼脂がやわらかくなったら、清潔なタオルでまつげの根元をやさしく拭き取って、まぶたの周囲を清潔にします。

市販されているリッドハイジーン専用の清浄綿や洗浄液を用いることもあります。清浄綿や洗浄液を使用しなくても同様の効果が得られるといわれています＊。専用グッズが意欲を高めるのに役立つ、という患者さんには使ってもらってもいいでしょう。

▼マッサージの方法

`基本のリッドハイジーン手技`

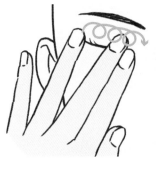

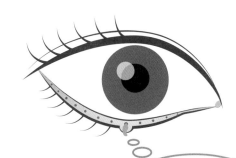

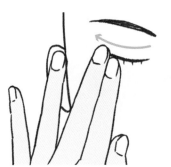

> マイボーム腺のつまりがある場合は、温めてマッサージすることで、マイボーム腺からドロッとした眼脂が出てくることもあります。

> しっかりメイクをするタイプの患者さんでは、アイメイクをきちんと落とすように指導しましょう。アイメイクが残っているとマイボーム腺の働きが妨げられ、感染やドライアイの原因になることがあります。

`ベテランナース`

＊ Lindsley K, Matsumura S, Hatef E, Akpek EK. Interventions for chronic blepharitis. Cochrane Database Syst Rev. 2012(5): CD005556.

冷罨法（クーリング、アイシング）

眼科で積極的に冷罨法を行うことはまれです。充血や痒みなど急性の炎症が起きている場合は、冷やすことで症状が和らぐことがあるかもしれません。0～5℃程度のパックを15～20分ほど患部にあてます。

0℃以下のパックを長時間あてていると凍傷を引き起こすことがあります。氷やアイスパックが凍結している場合には、少し溶けてから使用します。感覚がなくなる前に終了しましょう。

充血や腫れがひどくなってから冷やすよりも、違和感があったら早めに冷やすほうが効果を得られやすい、という意見もあります。

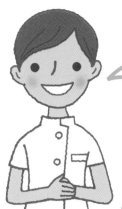

冷罨法・温罨法は自覚症状を和らげるための手段です。点眼薬による治療・管理を指導することが優先です。

先輩ナース

点眼薬・点入薬（眼軟膏）の使い方

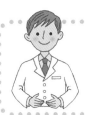

点眼薬・点入薬は結膜に作用する無菌の外用剤です。結膜に触れた薬剤は、通常2〜3分で吸収されます。作用や1日の服用回数、服用方法を理解して、患者さん自身が薬を管理できるよう支援します。

点眼薬

点眼は眼局所に作用させることのできる薬物治療で、全身への影響が少なく、注射に比べ簡便に投与できます。水性点眼薬が多いですが、眼軟膏もあります。点眼薬は後眼部にはあまり届きません。

医療用の点眼薬としては多くの製剤が市販されており、治療薬として、緑内障治療点眼剤、抗菌点眼剤、副腎皮質ステロイド性抗炎症点眼剤、非ステロイド性抗炎症点眼剤、ドライアイ・角膜治療点眼剤、抗アレルギー点眼剤などがあります。

治療薬以外に検査用薬があり、調節麻痺・散瞳点眼剤、表面麻酔剤などがあります。

散瞳点眼剤には、トロピカミド・フェニレフリン塩酸塩（ミドリン®P）、トロピカミド（ミドリン®M）、フェニレフリン塩酸塩（ネオシネジン）があります。ほかに小児の調節麻痺のために用いるシクロペントラート塩酸塩（サイプレジン®）、

アトロピン硫酸塩水和物（アトロピン点眼液1%）があります。治療を目的にアトロピンやミドリンPを処方することもあります。

表面麻酔剤には、オキシブプロカイン塩酸塩（ベノキシール®）、リドカイン塩酸塩（キシロカイン®点眼液4%）があります。

容量は5mLのものが多いですが、1日1回点眼のものでは2.5mLとなっています。使用量に関して、1回1滴で適切に使えば、1日1回両眼点眼なら2.5mLがおよそ1月分になります。したがって、1日2回両眼点眼や1日4回片眼点眼なら5mL/月、1日4回両眼点眼なら10mL/月が目安になります。ですので、1日4回両眼点眼の3か月分処方ならば、5mLの点眼薬を6本処方することになります。実際には、患者さんが上手にさせるかどうかや、製剤による1滴量の微妙な違いなどで変わってきます。

点眼の手順と注意点

　点眼薬は種類がわかりやすいように、キャップの色やカタチに工夫が凝らされています。外見の特徴と作用をあわせて記憶しておくと便利です。
　以下の3点を守って実施しましょう。
❶清潔に取り扱う
❷点眼後は目を閉じる
❸1回1滴

❶清潔に取り扱う

　手を洗ってから行います。キャップをあけたら上向きに置きます。片麻痺やリウマチなどでうまく点眼できない患者さんには、点眼補助器具の使用を勧めることがあります。点眼補助器具を使えば片手でも点眼できます。一部、点眼補助器具が使えない点眼薬があるので、適合を確認しましょう。

▼点眼補助具の使用

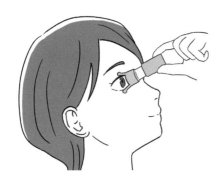

❷点眼後は目を閉じる

　目頭を押さえて閉眼することで、薬液が涙道へ流れるのを防ぎます。術後は圧迫を避けるため閉眼はしません。患者さんが、薬液をいきわたらせようとしてまばたきやまぶたのマッサージをしているのをよく見かけますが、特に必要ありません。

❸1回1滴

　通常の点眼瓶では1滴が0.04〜0.05mLです。作用に必要な量は0.02mL程度といわれているので、1回の点眼量は1滴で十分です。
　2滴以上使っても効果はほとんど変わらないのに、倍速で薬がなくなってしまいます（前ページ参照）。すぐに点眼薬を切らしてしまう患者さんには、1滴の量と作用に必要な量について共有しましょう。

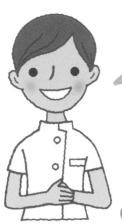

うっかり2滴入ってしまっても、必要量以上の液は流れてしまうので、過量投与による影響をただちに心配する必要はありません。また、少し余分に入っているものなので、たまに1滴多く使ってしまったからといって、劇的に減りが速くなるわけでもありません。

先輩ナース

点眼薬の使い方

点眼薬は以下の手順に従って使用します。

❶手をきれいに洗う。

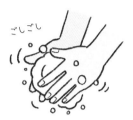

❷フタの内側が指やティッシュに触れないようにしてフタをあける。フタは上向きになるように置く。

❸首を反らせて天井を見る姿勢で、下まぶたを軽く引き下げる。

❹容器がまぶたやまつげに触れないように注意しながら、目の中に薬剤を1滴落とす。

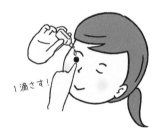

❺まぶたを閉じて約1分間待つ。待っている間、軽く目頭を押さえる。余分な点眼液が鼻涙管を通って血液中に入ることで副作用が引き起こされることがある。目頭を押さえることで、鼻涙管を一時的にせき止め、血液中に入る薬剤を減らすことができる。

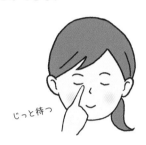

❻あふれた薬剤を清潔なガーゼやティッシュで拭き取る。そのままにしておくと、乾燥して眼瞼炎を引き起こすことがある。

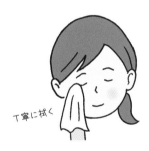

しっかり効いてほしいから、何滴もさしていたことがありました。でも「効果は変わらないし、速く減るだけですよ」って看護師さんに言われてからは、1滴だけで納得できるようになりました。

患者さん

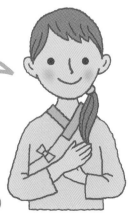

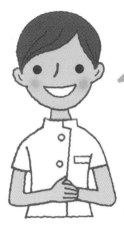

複数の点眼薬を服用する場合は、間隔を5分以上あけて使用します。一般的には水溶性の点眼薬を最初に、ゲル化点眼薬・眼軟膏を最後に使います。ただし、医師の指示がある場合はそれに従いましょう。

①水溶性（シアノコバラミン、ヒアルロン酸ナトリウム、レボフロキサシン、ラタノプロスト）
②懸濁性（フルオロメトロン、ピレノキシン、ブリンゾラミド、レボカバスチン）
③ゲル化点眼薬（チモロール）

先輩ナース

コンタクトレンズをつけている場合、一般的にコンタクトレンズを外した状態で使用します。コンタクトレンズをつけたまま点眼すると、刺激感が出たり、レンズが変性したりすることがあるといわれています。点眼したあと5分以上待ってから装着しましょう。粘性の高い点眼液（アゾルガ、アジマイシン等）や懸濁性の点眼液（ピレノキシン、エイゾプト）の場合は、30分以上あけてから再装着します。

医師

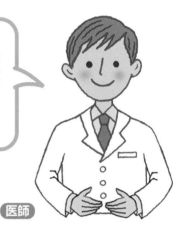

 ## 点入薬（眼軟膏）の服用手順と注意点

点入薬（眼軟膏）は以下の手順に従って使用します。

❶手を石鹸でよく洗う。

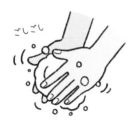

ごしごし

❷清潔操作で薬剤のチューブのフタをあける。
❸清潔なガーゼかティッシュでチューブの先端をぬぐう。

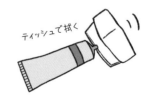

ティッシュで拭く

❹下まぶたを軽く引き下げる。

❺鏡を見ながらチューブを少し押して下まぶたに薬をつける。容器がまぶたやまつげ、眼球に触れないよう、清潔に取り扱う。

下まぶたに
つける！

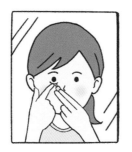

❻まぶたを閉じ、薬剤が全体にいきわたるように軽くさする。

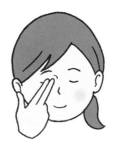

❼チューブの先端を清潔なガーゼかティッシュで拭き、フタをしめる。

➕ 認知症などで目をつぶってしまう場合

小児や認知症の高齢者などで、点眼時にどうしても目をつぶってしまうケースでは、顔を上に向けて、まぶたを閉じたまま内眼角（目頭）に点眼液をさします。眼を開いたときに、点眼薬が眼内に流入します。

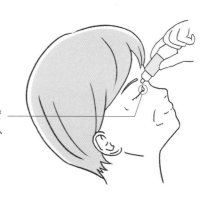

認知症の方や小児などで
眼を閉じてしまう場合は、
目頭に目薬をさす

点眼薬は開封後1か月で残液を破棄します。保存剤が入っているので、特別な指示がない限り常温で保管できます。冷蔵庫で保管する場合は、「凍結させない」、「常温に戻してから使用する」の2点に注意しましょう。冷たい薬液をそのまま点眼すると、めまいを引き起こすことがあります。

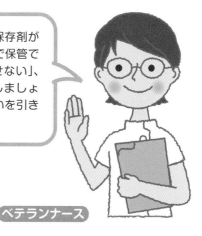

ベテランナース

点眼・点入忘れを防ぐ

長期にわたる治療が必要な場合には、服薬がおろそかになりがちです。状況次第では数十パーセントもの患者さんが、処方どおりに服薬していないのではないかといわれています。

Watermanら[*]は、服薬の順守に関するこれまでの研究をまとめました。治療計画を順守できない理由としては、うっかり、多忙、処方薬が多い、手や眼が不自由、病気や薬の知識がない、効果を実感できない、といったものが挙げられています。また、下の囲みに記載したような支援を組み合わせると、処方どおりに服薬できる患者さんの割合を増やせる可能性がある、と述べられています。

▼目薬を忘れないためのコツ

> スケジュールの簡素化
> 電話やアラーム、アプリによるリマインダー
> 治療中の病気についての患者教育
> 日常的な目のケアに関するアドバイス

忘れないためには時間や場所を決め、記録をつける

同時に著者らは、上記の効果は限定的だとも述べています。「これさえやれば確実に服薬できる」というような決定的な方法があればいいのですが……。新しい習慣を身につける方法は毎日の積み重ね以外にはないのかもしれません。新しい習慣を始めるときは、「時間と場所を決め、記録をつける」のがお勧めです。

❶時間と場所を決める

起床時、毎食後、入浴前など、日常生活の中で点眼のタイミングを決めます。タイミングが決まれば、スマートフォンのアラーム機能を使うこともできます。目薬の置き場所も決めておきます。すぐに手にとれる場所に置くことが大切です。

❷記録する

点眼ができたら、カレンダーにシールを貼ったり、ペンで印をつけたりします。すると、自分がどれくらい習慣を積み上げてきたかが見えるようになります。「あれ、今日は目薬さしたっけ？」といったときのためにも、記録しておくと便利です。

＊Waterman H, Evans JR, Gray TA, Henson D, Harper R. Interventions for improving adherence to ocular hypotensive therapy. Cochrane Database Syst Rev. 2013 (4): CD006132.

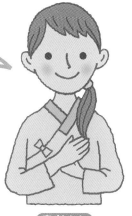

1日4回、2種類の目薬を5分間あけてさすように言われたんですよね。飲み薬もたくさんあるし……。目薬をちゃんと使えたと思ったら飲み薬を忘れてしまったり、5分間あけて点眼しようと思ってもうっかりほかのことに気をとられて2番目がさせなかったり……。もっと簡単になりませんか？

患者さん

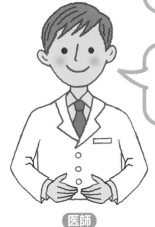

最近は合剤といって、2種類の薬剤をまとめた薬も開発されています。薬の種類を減らせないか、医師に相談してみてもいいでしょう。

医師

患者さんは、本当はうまく服用できていない場合でも、医師や看護師に「ちゃんと服用している」と言ってしまうことがあります。医師の処方どおりに薬を使えているかどうかによって、医師の判断が変わってくることがあります。薬を指示どおりに服用できないときは正直に打ち明けてもらえる、そんな関係性を目指しましょう。

先輩ナース

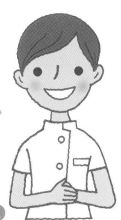

『患者さんができること』を話し合うことが大事

Nurse Note

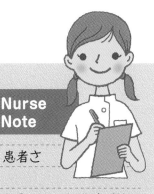

　患者さんが治療の決まりを守れるように支援する。患者さん自身が生活の中でできる工夫を一緒に考える。

　治療を通じて、自分の健康を自分でコントロールできる、という感覚が持てるような支援を目指す。

　できていることに注目し、「できていることを増やす」という心がまえで接する。

眼帯

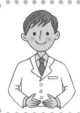

手術のあと、不必要な圧迫を避けるために眼帯を用いることがあります。また、浸出液を吸収して眼を清潔に保つため、当てガーゼを指示することがあります。眼帯をつけていると、距離感がつかみにくくなることがあり、転倒・転落にいっそうの注意が必要です。

 ## 眼帯と処置の種類

金属製眼帯を用いるのが一般的ですが、日常生活のために視野を確保したい場合には、プラスチック製の透明な眼帯を指示されることがあります。また、術直後などで浸出液が多い場合には、まず当てガーゼをしてから眼帯を当てるように指示されることがあります。高齢者などでテープかぶれがひどい場合は、早期に保護メガネに変更できるかどうか、医師に検討を依頼します。

▼いろいろな眼帯や保護眼鏡

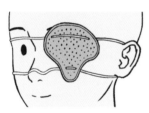
金属製眼帯

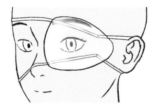
プラスチック透明眼帯

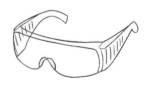
保護眼鏡

眼帯と当てガーゼのつけ方（テープ使用時）

術眼に眼帯を当てて、術眼を圧迫しないように、術側の前額部（おでこ）から頬骨に向かって皮膚用テープを貼ります。当てガーゼの指示がある場合には、当てガーゼを固定してから眼帯を当てます。

テープを引っ張った状態で貼り付けると、術眼を保護するはずの眼帯や当てガーゼがかえって余分な刺激になってしまいかねません。周囲の皮膚を保護するためにも、貼ったテープが引きつっていないか確認しましょう。

テープかぶれを起こしやすい場合は低刺激性のテープを用います。

▼当てガーゼ＋眼帯のつけ方の例

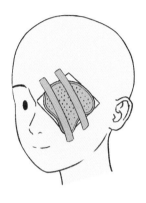

ななめ貼り

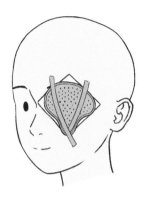

Ｙ字貼り

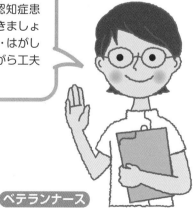

認知症のある患者さんでは、見えないことが不安や妄想の悪化につながることがあります。
こまめに関わる、ゆっくりと話す、といった認知症患者さんへの基本的な関わりをおさらいしておきましょう。併せて羞明の眼帯の使用や、はがれにくい・はがしにくい固定の方法などを先輩たちと相談しながら工夫しましょう。

ベテランナース

ロービジョンケア

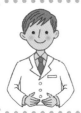

ロービジョンケアとは、「見えにくさによって不自由を感じている人」に対して行う支援の総称です。単に医療を提供するだけでなく、日常生活を維持するために、福祉や心理的なケアを含めて多様な側面から支援することを指します。

ロービジョンケアを必要とする人

2015年度の調査で、視覚障害により障がい者手帳を持っている人は全国に31万2000人いると報告されています。同じ調査で、視覚障害に至る原因疾患は緑内障（28.6%）、網膜色素変性（14.0%）、糖尿病網膜症（12.8%）だったとのこと。

見えにくいことは生活の不便につながります。それだけでなく、転倒や転落など生命の危機を招くこともあります。

▼見えにくいことで起きる不便や危険の例

見えにくいことで起きる不便	・買い物 ・捜し物 ・旅行　など
見えにくいことで起きる危険	・電車のホームからの転落 ・自動車や自転車との接触 ・暖房機器や熱くなった調理器具との接触　など

地域のスマートサイトを知る

スマートサイトは、日本眼科医会が運営する「視覚障がい者が利用できる支援のまとめサイト」です。また、このサイトから入手できる各地域のパンフレット（PDF形式）のこともスマートサイトと呼んでいます。

スマートサイトにアクセスすると、地域の医療機関はもちろん、福祉制度へのアクセスやイベント情報、補助具の活用方法などを知ることができます。

医療機関では主に治療やリハビリテーションを提供していますが、経済的な悩みや、同じ悩みを持つ人同士の情報交換などには、そこまで踏み込んで支援できないことがあります。看護師は、地域のスマートサイト（パンフレット）の内容を把握しておくことで、患者さんが自分の生活を自分でコントロールができるように支援します。医療機関だけでなく、地域で患者さんをサポートしている、という視点が大切です。

　一方で、スマートサイトの内容は地域によってばらつきがあります。日本眼科医会のサイトには、様々な地域のスマートサイトが掲載されているので、いろいろとのぞいてみるのも勉強になるでしょう。地域や医療機関ごとにカスタマイズできるファイルも公開されています。

▼スマートサイト（日本眼科医会運営のまとめサイト）

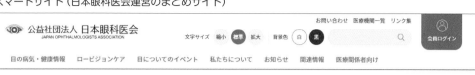

公益社団法人 **日本眼科医会**
JAPAN OPHTHALMOLOGISTS ASSOCIATION

お問い合わせ　医療機関一覧　リンク集

文字サイズ　縮小　標準　拡大　　背景色　白　黒　　　　　Q　　会員ログイン

目の病気・健康情報　　ロービジョンケア　　目についてのイベント　　私たちについて　　お知らせ　　関連情報　　医療関係者向け

トップ ＞ 日本眼科医会からのお知らせ ＞ スマートサイト関連情報

スマートサイト関連情報

このパンフレット（スマートサイト）はロービジョン患者が、それぞれの悩みに応じた適切な指導や訓練などが受けられるように、相談先を紹介するものの「ひな形」です。

パンフレット内に、視覚障害に関して相談可能な施設（地域、近隣のロービジョンクリニック、視覚障害者センター、視覚特別支援学校、盲学校、障害者自立支援センターなど）についての情報を記載いただき、患者さんにお渡し下さい。

形式1
各地域でロービジョンケア推進していく上での中心的組織（都道府県眼科医会など）が作成し、各眼科診療所などに配布後、そのままの内容で患者さんに渡す場合を想定したもの。
あらかじめ中心的組織が相談窓口リストなどを作成することを想定しております。
眼科診療所で、患者さんに配布時に点線を切り取り、大きい方を患者に、小さい方をカルテ保存用としてお使い下さい。

出典：日本眼科医会　https://www.gankaikai.or.jp/info/detail/SmartSight.html

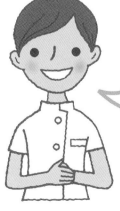

患者同士の情報交換で初めて知ることも多いので、スマートサイトで教えてもらえるイベント情報は積極的に活用しています。最近はタブレット端末やキーファインダー（大切なものの置き場所を音で知らせる家電）など、新しい機器がいろいろ出ています。100円ショップで買えるようなグッズでも、使い方によってはかなり便利ですよ。

●**スマートサイト（各地域のパンフレット）の掲載情報例**
・支援サービスを行っている団体・施設・機関
・経済的な不安に対応する福祉制度：手帳・年金などの申請窓口
・便利な視覚支援機器・器具展示会
・イベント（交流会・相談会・障がい者スポーツ大会など）

1年目の看護師は、地域のスマートサイトや、日本眼科医会の患者さん向けページの内容を知っておくことから始めましょう。

先輩ナース

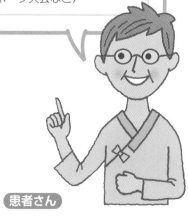

患者さん

ロービジョン患者の誘導

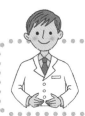

見えにくさを抱えた患者さんにスムーズに診察を受けてもらえるように、患者さんの様子に気を配りながら動きましょう。

✚ 見えにくい患者さんと関わる

見えにくさを抱えた患者さんを案内するには、看護師の腕や肩に手を置いてもらい、看護師は半歩前を歩くようにします。

見えにくそうにしている患者さんには、問診票を家族や看護師が読み上げ、代わりに記入することもあります。

「手伝いが必要です」と自分から言ってくださる方ばかりではありません。忙しく動き回る看護師に声をかけにくかったり、どのように助けを呼んでいいかわからなかったり……様々な理由で黙っている患者さんもいます。

問診や点眼、散瞳確認など、待合室で患者さんと関わる短い時間に、患者さんの様子を観察してみましょう。

・目の焦点が合わない
・手すりをつかもうとして手が泳ぐ
・段差を踏み越えるタイミングが合わない
・掲示やサインを読むのに時間がかかっている
・落としたものを拾おうとするが、なかなか手が届かない

こういったことがあれば、患者さんが検査や外来に呼ばれた際、「一緒に行きましょう」などと控えめに提案して反応をみます。補助を断られても、さりげなく見守って、転倒や転落の危険がないかどうか予見に努めます。

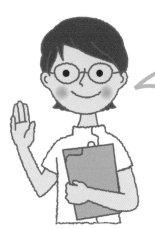

眼科外来では、患者さんがつまずかないように、床に物を置かない、掲示やサインは大きく見やすい色で表示する、など様々な工夫がなされています。どんな工夫が取り入れられているか、探してみましょう。

ベテランナース

眼内異物

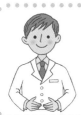

眼に異物が入ってしまったのだが、受診したほうがいいか？——という問い合わせの電話を外来で受けることがあります。異物の種類によって対処が異なりますが、医師が診るまでは、大丈夫ともそうでないともいえません。洗眼してから早めに受診してもらうようにしましょう。

固形物（金属片・砂粒・ガラス片など）

土木・建築・製造などの作業中に、固形物が眼内に入ってしまうことがあります。

洗っても痛みがおさまらない、涙が止まらないといった症状がある場合には、異物が結膜の深いところに入ってしまっていたり、角膜に食い込んでいたりするかもしれません。

結膜の異物は、まぶたを裏返して探します。ピンセットで取り除ける場合もあります。

角膜の異物は、局所麻酔をした上で、異物針や注射針で取り除きます。損傷が大きければ眼球破裂を起こしている場合があります。全身麻酔での縫合処置になることがあります。

鉄片は、さびが広がる前に摘出することが大切です。さびが角膜に広がってしまうと、視機能が低下することがあります。さびは角膜ドリルなどで取り除きます。

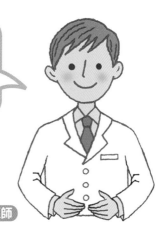

医師

液体（洗剤や実験用・工業用の薬品など）

必ず眼を洗ってから受診するよう伝えます。

眼は流水で10分以上を目安に洗います。重症度を決めるのは薬剤の毒性・濃度・接触時間です。速やかに目を洗うことで、薬剤の濃度を薄め、接触時間を短縮します。

何がどのくらい入ったのかわかるように、洗剤や農薬など持ち運べるものは、できるだけパッケージごと持ってきてもらいます。

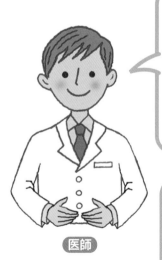

医師

強酸性やアルカリ性の物質は、化学熱傷を引き起こします。熱傷は時間経過に伴って炎症が悪化することがあります。特に重傷化しやすいのは、石灰、セメント、業務用クリーナー、漂白剤、苛性ソーダといった強アルカリ性の物質です。眼に入ったものが何かわからない場合は、リトマス試験紙で結膜に残った物質の性質を調べることがあります。

新人ナース

来院後に追加で洗眼を行う場合、常温の洗眼液と受水器を用意します。大量の洗眼液で衣類がびしょ濡れにならないよう、処置シーツやパッドを衣類の上にしっかり添えましょう。

視能訓練士を知ろう

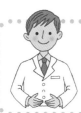

視能訓練士は、眼科に特化して診療の補助を行う専門職です。医師の指示を受けて、眼科一般検査や視能矯正訓練＊を行います。施設によってはロービジョンケアや検診業務にも従事しています。

視能訓練士の資格と業務

視能訓練士法に定められた資格です。専門学校などで3〜4年間、眼科の検査や視能矯正訓練に関する教育・訓練を積み、国家試験を受けて視能訓練士と認定されます。

▼医師の指示を受けて視能訓練士が行う主な仕事

- **散瞳薬の点眼**
- **眼科一般検査**
  視力検査・視野検査・眼圧検査・眼底検査など
- **視能矯正訓練**
  弱視や斜視などで見え方に障害のある人に対するリハビリテーション
- **手術室での業務**
  データ入力・設定・記録や眼内レンズの準備、手術に必要な検査データの読み上げ、術式の記入や人工水晶体の管理など

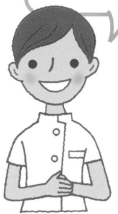

病院によっては、看護師と視能訓練士が分担して診療の補助にあたっている場合もあります。視能訓練士は眼科に特化した教育を受けているので、医師にとっても看護師にとっても頼れる存在です。

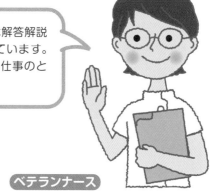

視能訓練士の国家試験問題は解答解説を含めてウェブで公開されています。解説を読むだけでも、日々の仕事のとらえ方が変わってきます。

先輩ナース

ベテランナース

＊**視能矯正訓練**　視覚に関するリハビリテーションのこと。

索引

● あ行

アイシング	110
赤えんぴつ法	61
当てガーゼ	118
アデノウイルス結膜炎	39,66
アフリベルセプト硝子体内注射	19
アレルギー性結膜炎	26,39,70
アレルギー性結膜疾患	70
暗順応	33
萎縮	18
萎縮型加齢黄斑変性	91
一過性黒内障	42
異物感	40
咽頭結膜熱	66
インドシアニングリーン	92
インドシアニングリーン蛍光眼底造影検査	54
ウイルス性結膜炎	26
右眼視力	12
液化硝子体	95
遠視	31
円錐角膜	17
遠点	31
黄斑	18,23,91
黄斑円孔	18
黄斑円孔網膜剝離	95
黄斑浮腫	18
黄斑前膜	11,18
大型弱視鏡	16
オートレフケラトメータ	13,48
オートレフラクトメータ	13,48
オルソケラトロジー	60
温罨法	108

● か行

外斜位	17
外斜視	17
外膜	23
潰瘍	17
核白内障	18,99

角膜	17,23
角膜後面沈着物	17
角膜上皮障害	41,68
角膜内皮細胞密度検査	58
学校感染症	68
カバーアンカバーテスト	16
痒み	40
カラー眼底撮影	53
カラー眼底写真	87
カルテ	10
加齢黄斑変性	18,91
眼圧	14,84
眼圧検査	14,49
眼位	15
陥凹乳頭径比	19
眼科カルテ	10
眼窩蜂窩織炎	37
眼球	22
眼球結膜	26
眼筋	26
間欠性外斜視	17
観血的手術	83
眼瞼	17,25
眼瞼炎	36
眼瞼下垂	17
眼瞼結膜	26
眼瞼腫脹	36
眼瞼清拭	109
眼脂	17,27,38
眼神経	23
眼帯	118
桿体細胞	23
眼痛	40
眼底	18
眼底検査	52
感度	28
眼内異物	123
眼内コンタクトレンズ	62
眼内レンズ	18,103

眼内レンズ挿入術‥‥‥‥‥‥‥‥‥19,100
眼軟膏‥‥‥‥‥‥‥‥‥‥‥‥‥‥‥‥114
眼付属器‥‥‥‥‥‥‥‥‥‥‥‥‥22,25
眼房‥‥‥‥‥‥‥‥‥‥‥‥‥‥‥‥‥24
眼房水‥‥‥‥‥‥‥‥‥‥‥‥‥‥‥‥24
偽膜‥‥‥‥‥‥‥‥‥‥‥‥‥‥‥‥‥68
急性緑内障‥‥‥‥‥‥‥‥‥‥‥‥‥41
矯正不能‥‥‥‥‥‥‥‥‥‥‥‥‥‥14
強度近視‥‥‥‥‥‥‥‥‥‥‥‥‥‥31
強膜‥‥‥‥‥‥‥‥‥‥‥‥‥‥‥‥‥23
強膜内陥術‥‥‥‥‥‥‥‥‥‥‥‥‥97
偽落屑‥‥‥‥‥‥‥‥‥‥‥‥‥‥‥‥18
近視‥‥‥‥‥‥‥‥‥‥‥‥‥31,32,60
金属製眼帯‥‥‥‥‥‥‥‥‥‥‥‥‥118
近点‥‥‥‥‥‥‥‥‥‥‥‥‥‥‥‥‥31
隅角‥‥‥‥‥‥‥‥‥‥‥‥‥‥‥18,24
隅角鏡検査‥‥‥‥‥‥‥‥‥‥‥18,79
隅角所見‥‥‥‥‥‥‥‥‥‥‥‥‥‥77
隅角癒着解離術‥‥‥‥‥‥‥‥‥‥19
クーリング‥‥‥‥‥‥‥‥‥‥‥‥‥110
屈折‥‥‥‥‥‥‥‥‥‥‥‥‥‥‥29,30
屈折力‥‥‥‥‥‥‥‥‥‥‥‥‥‥‥29
グレア‥‥‥‥‥‥‥‥‥‥‥‥‥‥‥100
蛍光眼底造影検査‥‥‥‥‥‥‥‥54,92
経毛様体扁平部硝子体切除術‥‥‥‥19
血管新生‥‥‥‥‥‥‥‥‥‥‥‥‥‥18
結節‥‥‥‥‥‥‥‥‥‥‥‥‥‥‥‥‥18
欠損‥‥‥‥‥‥‥‥‥‥‥‥‥‥‥‥‥17
結膜‥‥‥‥‥‥‥‥‥‥‥‥‥‥‥17,26
結膜炎‥‥‥‥‥‥‥‥‥‥‥‥‥‥17,26
結膜下出血‥‥‥‥‥‥‥‥‥‥‥‥‥17
結膜下注射‥‥‥‥‥‥‥‥‥‥‥‥‥106
結膜充血‥‥‥‥‥‥‥‥‥‥‥‥‥‥38
結膜浮腫‥‥‥‥‥‥‥‥‥‥‥‥‥‥17
検眼鏡‥‥‥‥‥‥‥‥‥‥‥‥‥‥‥52
原発開放隅角緑内障‥‥‥‥‥‥‥‥77
原発閉塞隅角緑内障‥‥‥‥‥‥‥‥77
原発緑内障‥‥‥‥‥‥‥‥‥‥‥‥77
健眼遮蔽法‥‥‥‥‥‥‥‥‥‥‥‥‥61
光覚‥‥‥‥‥‥‥‥‥‥‥‥‥‥‥‥‥33
光覚閾値‥‥‥‥‥‥‥‥‥‥‥‥‥‥33
光学的眼軸長測定‥‥‥‥‥‥‥‥‥59
光覚なし‥‥‥‥‥‥‥‥‥‥‥‥‥‥14

光覚弁‥‥‥‥‥‥‥‥‥‥‥‥‥‥‥14
高眼圧症‥‥‥‥‥‥‥‥‥‥‥‥‥‥77
抗コリン作用‥‥‥‥‥‥‥‥‥‥‥‥84
虹彩‥‥‥‥‥‥‥‥‥‥‥‥‥‥‥18,23
虹彩炎‥‥‥‥‥‥‥‥‥‥‥‥‥‥‥102
虹彩後癒着‥‥‥‥‥‥‥‥‥‥‥‥‥18
光視症‥‥‥‥‥‥‥‥‥‥‥‥‥‥‥43
格子状変性‥‥‥‥‥‥‥‥‥‥‥‥‥18
硬性白斑‥‥‥‥‥‥‥‥‥‥‥‥‥‥18
光線力学療法‥‥‥‥‥‥‥‥‥‥‥94
交代カバーテスト‥‥‥‥‥‥‥‥‥16
交代プリズムカバーテスト‥‥‥‥‥15
後嚢下白内障‥‥‥‥‥‥‥‥‥‥18,99
後発白内障‥‥‥‥‥‥‥‥‥‥18,102
後部硝子体剥離‥‥‥‥‥‥‥‥18,43
後房‥‥‥‥‥‥‥‥‥‥‥‥‥‥‥‥24
ゴールドマン圧平眼圧計‥‥‥‥‥14,49
国際重症度分類‥‥‥‥‥‥‥‥‥‥87
固視訓練‥‥‥‥‥‥‥‥‥‥‥‥‥‥61
固視灯‥‥‥‥‥‥‥‥‥‥‥‥‥‥‥47
ゴブレット細胞‥‥‥‥‥‥‥‥‥‥‥27
混濁‥‥‥‥‥‥‥‥‥‥‥‥‥‥‥‥17
コンタクトレンズ‥‥‥‥‥‥‥‥34,58

● さ行

細隙灯顕微鏡検査‥‥‥‥‥‥‥‥‥51
細胞‥‥‥‥‥‥‥‥‥‥‥‥‥‥‥‥17
最良矯正視力‥‥‥‥‥‥‥‥‥‥‥‥12
左眼視力‥‥‥‥‥‥‥‥‥‥‥‥‥‥12
散瞳‥‥‥‥‥‥‥‥‥‥‥‥‥‥‥‥57
散瞳検査‥‥‥‥‥‥‥‥‥‥‥‥‥‥57
散瞳点眼剤‥‥‥‥‥‥‥‥‥‥‥‥‥111
散瞳薬‥‥‥‥‥‥‥‥‥‥‥‥‥‥‥81
霰粒腫‥‥‥‥‥‥‥‥‥‥‥‥17,36,64
シェーグレン症候群‥‥‥‥‥‥‥‥75
視覚‥‥‥‥‥‥‥‥‥‥‥‥‥‥‥‥28
視覚障がい者が利用できる支援の
　まとめサイト‥‥‥‥‥‥‥‥‥‥120
色覚‥‥‥‥‥‥‥‥‥‥‥‥‥‥‥‥33
シクロペントラート‥‥‥‥‥‥‥‥60
視神経乳頭‥‥‥‥‥‥‥‥‥‥‥‥‥19
視神経乳頭陥凹‥‥‥‥‥‥‥‥‥‥19
視神経乳頭出血‥‥‥‥‥‥‥‥‥‥19

指数弁 ······················· 14
視能矯正 ······················· 61
視能矯正訓練 ······················· 125
視能訓練 ······················· 61
視能訓練士 ······················· 125
シノプト ······················· 16
視野 ······················· 28
弱視 ······················· 61
視野検査 ······················· 50
斜視 ······················· 61
視野障害 ······················· 41
遮蔽試験 ······················· 15
充血 ······················· 17,38
周辺虹彩切除術 ······················· 83
周辺虹彩前癒着 ······················· 18
縮瞳 ······················· 57
術前休薬 ······················· 101
出血 ······················· 18
手動弁 ······················· 14
瞬目 ······················· 25
瞬目反射 ······················· 23
紹介状 ······················· 20
硝子体 ······················· 18,24
硝子体混濁 ······················· 18
硝子体手術 ······················· 90,97
硝子体出血 ······················· 18,41
硝子体切除術 ······················· 19
小児緑内障 ······················· 77
蒸発亢進型 ······················· 75
静脈 ······················· 18
睫毛 ······················· 17,25
睫毛鑷子 ······················· 71
視力検査 ······················· 14,46
視力検査表 ······················· 47
視力低下 ······················· 41
滲出型加齢黄斑変性 ······················· 91
新生血管 ······················· 18
診断書 ······················· 20
新福田分類 ······················· 87
深部痛 ······················· 40
診療情報提供書 ······················· 20
水晶体 ······················· 18,24
水晶体超音波乳化吸引術 ······················· 100

水晶体囊外摘出術 ······················· 100
錐体細胞 ······················· 23
水疱性角膜症 ······················· 17,58
スマートサイト ······················· 120
スリットランプ ······················· 51
正位 ······················· 17
正視 ······················· 31,32
正常眼圧緑内障 ······················· 77
静的視野測定 ······················· 50
赤緑色覚異常 ······················· 33
正乱視 ······················· 31
赤緑指標 ······················· 47
線維柱帯切開術 ······················· 19
線維柱帯切除術 ······················· 19
閃輝暗点 ······················· 43
前駆病変 ······················· 91
選定療養 ······················· 103
先天性赤緑色覚異常 ······················· 33
前囊下白内障 ······················· 18,99
前房 ······················· 17,24
前房出血 ······················· 17
前房深度 ······················· 17
前房蓄膿 ······················· 17
双眼倒像鏡 ······················· 52
増殖糖尿病網膜症 ······················· 18,87
増殖前糖尿病網膜症 ······················· 18,87
相対的求心性瞳孔障害 ······················· 18
搔痒感 ······················· 40
続発緑内障 ······················· 77
ソフトコンタクトレンズ ······················· 34

● た行

対光反射 ······················· 23
帯状角膜変性 ······················· 17
他覚的屈折検査 ······················· 48
多焦点眼内レンズ ······················· 100,103
多焦点ソフトコンタクトレンズ ······················· 60
多発性角膜上皮下浸潤 ······················· 68
単眼倒像鏡 ······················· 52
単純糖尿病網膜症 ······················· 18,87
単焦点眼内レンズ ······················· 100,103
地図状萎縮 ······················· 91
チトマス立体視テスト ······················· 16

チン小帯……………………………………24
中心窩………………………………… 18,23
中心性漿液性脈絡網膜症 ……………………18
超音波水晶体乳化吸引術 …………………19
調節…………………………………… 29,30
直像検眼鏡……………………………………52
ツァイス腺 ……………………………………27
低濃度アトロピン点眼 ……………………60
デスメ膜皺襞……………………………………17
テノン嚢下注射………………………… 106
点眼薬…………………………………… 111
点状表層角膜症………………………………17
点入薬…………………………………… 114
瞳孔……………………………………………18
倒像検査鏡……………………………………52
動的視野測定…………………………………50
糖尿病眼手帳………………………… 89,90
糖尿病網膜症…………………………………85
糖尿病網膜症なし……………………………18
糖尿病連携手帳………………………………90
動脈……………………………………………18
ドライアイ……………………………… 41,73
トリアムシノロンアセトニド …………… 106
トリアムシノロンアセトニドテノン嚢下注射 ……19

● な行

内眼手術…………………………………58
内斜位……………………………………17
内斜視……………………………………17
軟性ドルーゼン…………………………91
軟性白斑…………………………………18
肉芽腫性ぶどう膜炎………………… 104
乳頭増殖…………………………………17
ネオシネジン………………………… 57,81

● は行

ハードコンタクトレンズ …………………34
白内障……………………………… 18,41,98
麦粒腫……………………………… 17,36,64
バックリング手術………………………97
ハロー…………………………………… 100
汎網膜光凝固………………………… 18,90
光干渉断層計………………………… 55,87

皮質白内障…………………………… 18,99
非接触眼圧計………………………… 14,49
非肉芽腫性ぶどう膜炎 …………………… 104
飛蚊症……………………………………43
評価療養………………………………… 103
病的近視…………………………………32
表面麻酔剤……………………………… 111
ひらがな視力表…………………………47
びらん…………………………………………17
プール熱…………………………………66
副眼器………………………………… 22,25
輻湊訓練…………………………………61
浮腫……………………………………………17
不正乱視…………………………………31
ぶどう膜…………………………………23
ぶどう膜炎…………………………… 104
ぶどう膜強膜流出路 ……………………24
プラスチック透明眼帯 ……………… 118
フルオレセイン…………………………92
フルオレセイン蛍光眼底造影検査 … 54,87
フレア……………………………………17
プロスタノイドFP受容体作動薬 ………83
変視……………………………………………43
返書……………………………………………20
変性……………………………………………18
房水流出路再建術………………………83
保護メガネ…………………………… 118

● ま行

マイボーム腺……………………………27
マイボーム腺機能不全………………… 17,75
マキュエイド………………………… 65,106
まばたき…………………………………25
まぶた……………………………………25
水濡れ性低下型…………………………75
ミドリンM………………………… 57,81
ミドリンP………………………… 57,81
脈絡膜………………………………… 18,23
脈絡膜新生血管…………………………18
霧視……………………………………………41
ムチン……………………………………27
明視域……………………………………31
明順応……………………………………33

目ヤニ	38	ロービジョンケア	120
毛細血管瘤	18	濾過手術	83
網膜	18,23	濾過胞	17
網膜光凝固	18,89	ロトミー	19
網膜色素上皮	18	濾胞	17
網膜静脈閉塞症	18	歪視	43
網膜神経線維層欠損	19,55,80		
網膜動脈閉塞症	18		

● アルファベット

網膜剥離	95	AC	17
網脈絡膜萎縮	18	ACT	16
毛様充血	38	after cat	18
毛様体	23	Age-related Macular Dageneration	18
毛様体小帯	24	AMD	18,91
モル腺	27	angle	18
		Anterior Chamber	17

● や行

		Anterior Subcapsular Cataract	18
夜盲症	23	APCT	15
翼状片	17	artery	18
		ASC	18

● ら行・わ行

		atrophy	18
ラニビズマブ硝子体内注射	19	Ax	12
乱視	31	Band Keratopathy	17
乱視表	47	BCVA	12
ランドルト環	46	BK	17
リッドハイジーン	39,109	bleb	17
流行性角結膜炎	38,66	break	18
流行性結膜炎	17	Bullous Keratopathy	17
流涙	40	BUT	11,17,76
緑内障	19,41,77	cat	18
涙液減少型	75	cataract	18
涙点	24,27	CC	18
涙液層破壊時間	11,17,76	C/D比	19
涙管通水検査	59	cell	17
涙器	27	Central Serous Chorioretinopathy	18
涙嚢	25,27	CF	14
涙嚢炎	37	chalazion	17
冷罨法	110	chemosis	17
レーザー虹彩切開術	19,83	chorioretinal atrophy	18
レーシック	19,62	choroid	18
レクトミー	19	choroidal neovascularization	18
裂孔	18	cilia	17
裂孔原性網膜剥離	18,95	CNV	18
老視	30	conjunctiva	17

conjunctivitis ･････････････････････17
cornea ･････････････････････････････17
Cortical Cataract ･･････････････････18
CRA ･･･････････････････････････････18
CSC ･･･････････････････････････････18
CT ････････････････････････････････15
cup ･･･････････････････････････････19
cupping ･･･････････････････････････19
cup-to-disc ratio ･･････････････････19
CUT ･･･････････････････････････････16
Cyl ････････････････････････････････12
D (ジオプター) ･････････････････････30
Davis分類 ････････････････････････87
deep/moderate/shallow ･･････････17
defect ････････････････････････････17
dege ･････････････････････････････18
degeneration ････････････････････18
Descemet's Fold ･････････････････17
DF ･･･････････････････････････････17
DH ･･･････････････････････････････19
Disc Hemorrhage ･･･････････････19
discharge ･･･････････････････････17
DR ･･････････････････････････････85
ECCE ･･･････････････････････････100
edema ･････････････････････････････17
EKC ･････････････････････････17,66
Emery-Little分類 ･････････････18,99
EP ･････････････････････････････17
Epidemic Keratoconjunctivitis ･･･17
epiretinal membrane ･･････････････18
ERM ･････････････････････････11,18
erosion ････････････････････････17
esophoria ･･･････････････････････17
esotropia ･･･････････････････････17
ET ･･･････････････････････････････17
exophoria ･･･････････････････････17
exotropia ･･･････････････････････17
eyelash ･････････････････････････17
eyelid ･･･････････････････････････17
FA ･･･････････････････････････････87
flare ･･････････････････････････････17
follicle ･･･････････････････････････17
fovea ････････････････････････････18

fundus ････････････････････････18
GA ･･････････････････････････････91
GAT ･･････････････････････････14,49
glaucoma ･･･････････････････････19
Goldmann圧平眼圧計 ････････14,49
Goldmann視野計 ･･･････････････50
gonioscopy ･･･････････････････18
GSL ･････････････････････････････19
Hard Exudate ･･････････････････18
HCL ･････････････････････････････34
HE ･･･････････････････････････････18
hemorrhage ･････････････････････18
Hess複像検査 ･･････････････････16
Hirschberg法 ･･･････････････････16
HM ･･････････････････････････････14
hordeolum ･･･････････････････････17
Humphrey視野計 ･･････････････50
hyperemia ･･････････････････････17
hyphema ･･･････････････････････17
Hypopyon ････････････････････････17
ICL ･･･････････････････････････････62
imo視野計 ･･･････････････････････50
injection ･････････････････････････17
intraocular lens ･････････････････18
IOL ･････････････････････････････18
IOLMaster ･････････････････････59
IOP ･･････････････････････････････14
iris ･･････････････････････････････18
IRMA ･･･････････････････････････86
IVA ･･･････････････････････････････19
IVR ･･････････････････････････････19
KC ･･･････････････････････････････17
Keratic Precipitales ･･････････････17
keratoconus ･･･････････････････17
KP ･･･････････････････････････････17
Krimsky法 ･･･････････････････････16
Landolt環 ･････････････････････46
Landolt環視力表 ･･････････････47
LASIK ･････････････････････････19,62
lattice degeneration ･･･････････18
lens ･･････････････････････････････18
LI ････････････････････････････････19
lid ･･････････････････････････････17

LP	14
MA	18
macula	18
Macular Edema	18
Macular Hole	18
ME	18
Meibomian Gland Dysfunction	17
MGD	17,75
MH	18
microaneurysm	18
m.m	14
MNV	91
NC	18
n.c	14
NCT	14,49
n.d	14
NDR	18
neovascularization	18
Nerve Fiber Layer Defect	19
NFLD	19,55,80
NLP	14
No Diabetic Retinopathy	18
nodule	18
np	11
NPA	87
NTG	77
Nuclear Cataract	18
NV	18
OCT	55,79,87,92
OCT angiography	87
Octopus視野計	50
OCV	18
Od	12
Opacitas Corporis Vitrei	18
opacity	17
optic disc	19
ortho	17
orthophoria	17
Os	12
Ou	12
PACG	77
Pan-Retinal Photocoagulation	18
papilla	17

PC	18
PCF	66
PCO	18
PDR	18
PDT	94
PE	18
PEA+IOL	19,100
peripheral anterior synechia	18
photocoagulation	18
POAG	77
Posterior Capsule Opacification	18
Posterior Subcapsular Cataract	18
posterior synechia	18
Posterior Vitreous Detachment	18
PPDR	18
PPV	19
Pre-Proliferative Diabetic Retinopathy	18
Proliferative Diabetic Retinopathy	18
PRP	18
PSC	18
pseudoexfoliation	18
pterygium	17
ptosis	17
pupil	18
PVD	18
Quincke浮腫	37
RAO	18
RAPD	18
Relative Afferent Pupillary Defect	18
retina	18
Retinal Artery Occlusion	18
Retinal Pigment Epithelium	18
Retinal Vein Occlusion	18
Rhegmatogenous Retinal Detachment	18
RPE	18
RRD	18
rubeosis	18
RVO	18
SCH	17
Scheie分類	18
SCL	34
SDR	18
SE	18

Shaffer 分類 ················· 18
Simple Diabetic Retinopathy ········· 18
s.l ······················ 14
Soft Exudate ················ 18
Sph ····················· 12
STTA ···················· 19
stye ····················· 17
Subconjunctival Hcmorrhage ······· 17
superficial punctate keratopathy ····· 17
tear ····················· 18
tear film break-up time ······ 11,17,76
Titmus stereo test ············ 16
TOD ····················· 14
TOS ····················· 14
Trabeculectomy ·············· 19
Trabeculotomy ··············· 19
ulcer ···················· 17
VA ······················ 12

van Herick 法 ··············· 17
Vd ······················ 12
VDT ····················· 73
VEGF ··················· 89,94
vein ····················· 18
VH ······················ 18
Vitrectomy ················· 19
Vitreous Hemorrhage ··········· 18
Vitreous Opacities ············ 18
vitreum ··················· 18
VO ······················ 18
Vs ······················ 12
XP ······················ 17
XT ······················ 17
X [T] ···················· 17
YAGレーザー後嚢切開術 ········· 19
YAG Laser capsulotomy ········· 19

参考文献

●大路正人・後藤浩・山田昌和 編、今日の眼疾患治療指針 第4版 (医学書院 刊)

●雑賀智也・淺沼晋 著、薬局の現場ですぐに役立つ 薬剤師のための臨床知識〔解剖生理編〕(秀和システム 刊)

●病気がみえる vol.12 眼科 (メディックメディア 刊)

●三村治 著、神経眼科学を学ぶ人のために 第3版 (医学書院 刊)

●ドライアイ研究会診療ガイドライン作成委員会 編、ドライアイ診療ガイドライン (日眼会誌123巻5号)

●日本緑内障学会緑内障診療ガイドライン改訂委員会、緑内障診療ガイドライン〔第5版〕(日眼会誌126巻2号)

●加齢黄斑変性診断基準作成ワーキンググループ、加齢黄斑変性の分類と診断基準 (日本眼科学会誌112巻12号)

●Lindsley K, Matsumura S, Hatef E, Akpek EK. Interventions for chronic blepharitis. Cochrane Database Syst Rev. 2012 May 16;2012(5):CD005556.

●Waterman H, Evans JR, Gray TA, Henson D, Harper R. Interventions for improving adherence to ocular hypotensive therapy. Cochrane Database Syst Rev. 2013 Apr 30;(4):CD006132.

●日本眼科医会 HP (https://www.gankaikai.or.jp/info/detail/SmartSight.html)

●大鹿哲郎・園田康平・近藤峰生 編、眼科学 第2版 (文光堂 刊)

●ウイルス性結膜炎のガイドライン作成委員会 編、ウイルス性結膜炎ガイドライン (日眼会誌107巻1号)

●アデノウイルス結膜炎院内感染対策委員会、アデノウイルス結膜炎院内感染対策ガイドライン (日眼会誌113巻1号)

●日本眼科アレルギー学会診療ガイドライン作成委員会、アレルギー性結膜疾患診療ガイドライン (第3版) (日眼会誌125巻8号)

●日本糖尿病眼学会診療ガイドライン委員会 編、糖尿病網膜症診療ガイドライン (第1版) (日眼会誌124巻12号)

●日本眼炎症学会ぶどう膜炎診療ガイドライン作成委員会 編、ぶどう膜炎診療ガイドライン (日眼会誌123巻6号)

【著者】
上田 浩平 (うえだ こうへい)

医師、眼科専門医。公衆衛生学修士 (東京大学)。東京大学医学部
附属病院感覚・運動機能科診療部門 助教。

大坪 陽子 (おおつぼ ようこ)

オズのクリニック保健師。東京医科大学医療の質・安全管理学分
野 兼任助教。2007年広島大学卒、東京大学学際情報学府単位
取得退学。公衆衛生学修士。病棟・外来での勤務を経て、2017
年より東京医科大学助教、2020年10月より現職。

【編著】
雑賀 智也 (さいか ともや)

メディカルライターズネット代表、千葉大学客員研究員、メディ
カルライター・薬剤師。
東京大学大学院医学系研究科公共健康医学専攻修了 (MPH)。
主な著書に『大腸がん 最新標準治療とセカンドオピニオン』(ロ
ゼッタストーン)、『薬局の現場ですぐに役立つ 服薬指導のキホ
ン』、『看護の現場ですぐに役立つ 人体のキホンと名前の図鑑』、
『図解入門 よくわかる公衆衛生学の基本としくみ [第2版]』(以
上、秀和システム) がある。

【キャラクター】大羽　りゑ
【本文図版】　　タナカ　ヒデノリ
【協力】　　　　メディカルライターズネット

看護の現場ですぐに役立つ
眼科看護のキホン

発行日	2023年 4月 1日	第1版第1刷

著　者　上田 浩平／大坪 陽子
編　著　雑賀 智也

発行者　斉藤　和邦
発行所　株式会社 秀和システム
　　　　〒135-0016
　　　　東京都江東区東陽2-4-2　新宮ビル2F
　　　　Tel 03-6264-3105 (販売) Fax 03-6264-3094
印刷所　三松堂印刷株式会社　　　　Printed in Japan

ISBN978-4-7980-5786-6 C3047

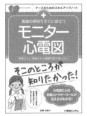
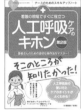
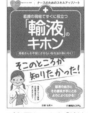
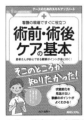
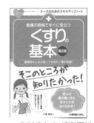
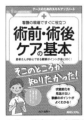
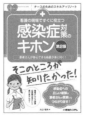

看護の現場ですぐに役立つ
シリーズのご案内

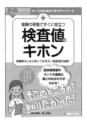

看護の現場ですぐに役立つ
検査値のキホン

血液検査、尿検査など、臨床検査値は、治療の方針や薬の処方等を検討する上での重要な指針です。昨今では、院外処方箋に血液検査の値が表示されるなど、重要度を増しています。本書は、忙しい看護師向けに実践ですぐに役立つ検査値の基礎知識を、イメージしやすいイラスト付きでわかりやすく解説した入門書です。ベテラン看護師による補足説明が随所にあるので、看護師になりたくの方からベテランの方まで幅広く参考にしてください。

【著者】 中尾隆明・岡 大嗣　　【発行】 2017 年 3 月刊
【定価】 1540 円（本体 1400 円＋税 10%）　　ISBN 978-4-7980-4977-9

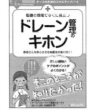

看護の現場ですぐに役立つ
ドレーン管理のキホン

新人ナースにとって、ドレーン管理は知っているようで知らない知識です。ドレーンにはどのような種類があるか、どのようなときにドレナージを行うのか、知らなければならないことがたくさんあります。本書は、新人ナースや介護家族向けに、ドレーン管理に必要な基礎知識や観察ポイントを図解でわかりやすく学べるようにまとめた入門書です。誰かに聞きたくても聞けなかったドレーン管理について、初歩の知識からポイントを絞って簡潔に解説します。

【著者】 株式会社レアネットドライブ ナースハッピーライフ編集グループ・長尾和宏（監）
【発行】 2017 年 3 月刊　　【定価】 1650 円（本体 1500 円＋税 10%）
ISBN 978-4-7980-4978-6

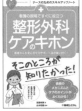

看護の現場ですぐに役立つ
整形外科ケアのキホン

整形外科は、患者さんの日常生活動作（ADL）の向上が重要な治療目的の一つです。チーム医療が推進されるなか、ナースも整形外科ケアで重要な役割を担っており、患者さんの不安を取り除くなど心身のサポートも求められています。本書は、多忙なドクターや先輩ナースに質問できない人のために、整形外科ケアに役立つ専門知識をコンパクトにまとめたスキルアップノートです。疾患のメカニズムとケアのポイントが身に付きます！

【著者】 宮原明美・永木和載（監）　　【発行】 2017 年 8 月刊
【定価】 1760 円（本体 1600 円＋税 10%）　　ISBN 978-4-7980-5039-3

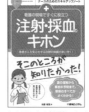

看護の現場ですぐに役立つ
注射・採血のキホン

医療スタッフにとって、注射・採血は基本中の基本といえる業務です。しかし、穿刺の際に痛みを伴うため、患者さんによっては怒りだしたり、トラブルの原因となってしまう可能性が高い医療行為の一つです。本書は、看護経験が比較的浅い看護師向けに、注射と採血を的確に行うための基礎やテクニックをわかりやすく解説します。穿刺について苦手意識を持っている看護師も、正しい手順や知識を理解することで苦手意識の克服ができます。

【著者】 佐藤智寛　　【発行】 2017 年 11 月刊
【定価】 1540 円（本体 1400 円＋税 10%）　　ISBN 978-4-7980-5245-8

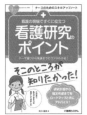

看護の現場ですぐに役立つ
看護研究のポイント

「仕事だけでも手一杯なのに、看護研究の係になってしまった！」看護師さん。その気持ち、よーくわかります。新人に限らず、看護研究に苦手意識を持つ看護師はたくさんいます。本書は、新人看護師を対象に、テーマの決め方から研究デザインの設計、研究計画書の作成、具体的な進め方などを紹介。人前でも恥ずかしくない研究成果の発表などを、図版と共にそのコツをていねいに解説します。きっと自信がつくことでしょう。

【著者】 大口祐矢　　【発行】 2017 年 12 月刊
【定価】 1760 円（本体 1600 円＋税 10%）　　ISBN 978-4-7980-5131-4

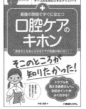

看護の現場ですぐに役立つ
口腔ケアのキホン

口腔の健康は、話すこと、自分の口で食べられることなど日常生活において非常に重要です。しかし、看護師の多忙な業務のなかで患者の口腔ケアは後回しにされがちです。本書は、現場の看護師に向けて、口腔ケアの基本から症状に合わせたケア方法など、患者さんを安心させる口腔ケアの知識を解説します。経口挿管中のケアや片麻痺がある人のケアなど、疾患別の治療法や日常生活の注意点、状態に応じた必要物品などがよくわかります。

【著者】 中澤真弥　　【発行】 2017 年 12 月刊
【定価】 1540 円（本体 1400 円＋税 10%）　　ISBN 978-4-7980-5249-6

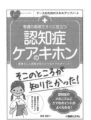

看護の現場ですぐに役立つ
認知症ケアのキホン

認知症ケアの経験が浅いナースは、「認知症の人とどう接していいかわからない」という戸惑いを感じることでしょう。それは認知症を恐ろしいものという誤ったイメージでとらえているからです。本書は、新人ナース向けに、認知症のメカニズムとケアのポイントをわかりやすく解説したスキルアップノートです。認知症患者との日ごろの接し方、問題行動の対処、家族の支え方などを、経験の薄い新人ナースでもしっかり学び理解を深められます。

【著者】 長尾和宏　　【発行】 2017 年 12 月刊
【定価】 1650 円（本体 1500 円＋税 10%）　　ISBN 978-4-7980-5325-7

看護の現場ですぐに役立つ
小児看護のキホン

小児看護は、赤ちゃんから高校生まで幅広い患者さんを対象とします。自覚症状を正確に訴えることができない子どもの状態を把握するには、子どもの発達段階に合わせたコミュニケーションが欠かせません。本書は、小児看護に携わるナースを対象に、子どもの気持ちを楽にする看護法とフィジカルアセスメントのノウハウを解説した教科書です。小児の心と体や生活習慣、年齢特有の疾患など、小児看護の基本的なポイントがわかります。

【著者】 渡邉朋（代表）　　【発行】 2018 年 2 月刊
【定価】 1650 円（本体 1500 円＋税 10%）　　ISBN 978-4-7980-5246-5